DE

L'ALLONGEMENT HYPERTROPHIQUE

ET

DE L'ÉLONGATION

DE LA PORTION SUS-VAGINALE

DU COL DE L'UTÉRUS

PAR

Théodore LOGHIADES
DOCTEUR EN MÉDECINE DE LA FACULTÉ DE PARIS.

AVEC DIX FIGURES INTERCALÉES DANS LE TEXTE

PARIS
A. PARENT, IMPRIMEUR DE LA FACULTÉ DE MÉDECINE
A. DAVY, successeur
52, RUE MADAME ET RUE MONSIEUR-LE-PRINCE, 14

1885

DE

L'ALLONGEMENT HYPERTROPHIQUE

ET

DE L'ÉLONGATION

DE LA PORTION SUS-VAGINALE

DU COL DE L'UTÉRUS

PAR

Théodore LOGHIADES

DOCTEUR EN MÉDECINE DE LA FACULTÉ DE PARIS.

AVEC DIX FIGURES INTERCALÉES DANS LE TEXTE

PARIS

A. PARENT, IMPRIMEUR DE LA FACULTÉ DE MÉDECINE

A. DAVY, successeur

52, RUE MADAME ET RUE MONSIEUR-LE-PRINCE, 14

1885

DE

L'ALLONGEMENT HYPERTROPHIQUE

ET DE L'ÉLONGATION

DE LA PORTION SUS-VAGINALE

DU COL DE L'UTÉRUS

INTRODUCTION.

Jusqu'au XVIIe siècle, on a fait entrer dans le cadre nosologique du prolapsus utérin toutes les observations dans lesquelles on avait constaté un abaissement notable du col qui venait faire saillie jusqu'à l'orifice du vagin. Saviard, Hoin, Levret et Morgagni comprirent, les premiers, que la chute de l'utérus ne pouvait expliquer tous les cas dans lesquels le col utérin semblait devoir faire hernie en dehors de la vulve. Toutefois ces auteurs, et, après eux, Dance, Cloquet, Mme Boivin et Dugès ne surent pas séparer complètement le prolapsus utérin de ces cas où le col seul paraissait être le siège d'un abaissement manifeste.

Pour trouver une distinction nette et précise entre la chute de la matrice et l'allongement de sa portion cervicale, il faut arriver au remarquable mémoire de Huguier (1), qui a décrit cette dernière affection avec

(1) Huguier. Mémoire sur les allongements hypertrophiques du col de l'utérus. (Paris, 1860. J.-B. Baillière.)

tant d'exactitude qu'il n'a laissé que peu de chose à faire à ses successeurs.

Ce célèbre mémoire provoqua en 1858, à l'Académie de médecine, une importante discussion à laquelle prit part surtout le professeur Depaul.

Ce serait justice, comme l'a si bien dit M. le Dr Gallard dans une de ses dernières leçons cliniques, que d'attacher définitivement le nom de Huguier à cette maladie à peine entrevue avant lui. L'habile chirurgien français n'a-t-il pas mérité un pareil honneur au même titre que Pott, Graves ou Parkinson ?

Depuis les travaux de Huguier, MM. Guérin, Gosselin, Verneuil, Trélat et Gallard, en France ; Schrœder et Hegar, en Allemagne, ont repris cette question. Leurs recherches ont complété la distinction établie déjà entre l'hypertrophie de la portion sus-vaginale et celle de la partie sous-vaginale du col. Barnes (1), Bernutz et Goupil (2) ont même tenté d'esquisser une division dans la classe des allongements hypertrophiques de la portion sus-vaginale du col.

En réalité, c'est M. le Dr Pozzi qui a, le premier, dans ses leçons cliniques de gynécologie opératoire, faites l'an dernier à l'hôpital de Lourcine, nettement distingué deux types cliniques, à savoir : 1° allongement par hypertrophie ; 2° allongement par élongation.

Nous nous efforcerons de justifier par des observations

(1) Traité clinique des maladies des femmes. Trad. par A. Cordes, Paris, 1876.

(2) Leçons cliniques sur les maladies des femmes, t. II, Paris, 1860.

précises cette classification qui nous paraît jeter une lumière très vive dans la question jusque-là si obscure des allongements du col de l'utérus.

Nous examinerons d'abord avec soin les altérations pathologiques qui forment le substratum anatomique de cette affection. Nous aurons ensuite à étudier successivement les deux variétés cliniques que nous avons énoncées plus haut. Enfin, dans une troisième partie, nous exposerons les règles du traitement que l'on devra employer pour atténuer les périls qui menacent les malades sans compromettre cependant directement leur existence.

Qu'il nous soit permis, avant d'entrer en matière, d'exprimer ici à M. le Dr Pozzi notre reconnaissance pour la bienveillante sollicitude avec laquelle il nous a dirigé dans nos recherches et pour les conseils qu'il a bien voulu nous donner.

Nous devons en outre adresser nos remerciements à M. le Dr Gallard, dans le service duquel nous avons recueilli la plupart des observations publiées dans cette étude.

PREMIÈRE PARTIE

ANATOMIE PATHOLOGIQUE.

On désigne sous le nom *de col de l'utérus* la partie située au-dessous de l'étranglement que l'on constate à la surface de cet organe. Le col de l'utérus a la forme d'un cylindre un peu renflé ordinairement vers la partie moyenne; sa longueur varie de 2 centimètres 1/2 à 3 centimètres. Le vagin s'attache solidement sur tout le pourtour du col, le divise en deux parties très distinctes, une partie supérieure qu'on appelle portion sus-vaginale, extra-vaginale ou supra-vaginale, l'autre inférieure ou portion sous-vaginale, intra-vaginale ou tout simplement vaginale.

Les insertions du vagin se font sur le tiers inférieur du col, et comme la longueur moyenne de celui-ci atteint près de 3 centimètres, il en résulte que l'étendue de la portion sus-vaginale est environ de 2 centimètres, et celle de la portion vaginale de 1 centimètre.

On sait qu'en arrière le vagin s'insère sur le museau de tanche 1 centimètre à peu près plus haut qu'en avant, d'où il suit qu'il existe là une portion du col qui est sous-vaginale en arrière et sus-vaginale en avant; c'est l'allongement de cette partie du col qui constituerait l'hypertrophie du segment moyen décrite dans ces dernières années par Crevet (1) et Schrœder.

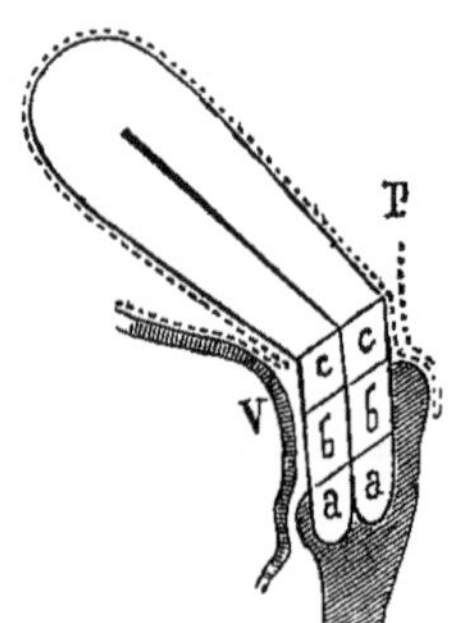

Fig. 1.

Figure schématique montrant les trois segments du col.

a.a. Segment vaginal. — *b.b.* Segment moyen. — *c.c.* Segment sus-vaginal. — V. Vessie. — P. Péritoine dont le trajet est indiqué par une ligne ponctuée.

Au point de vue étiologique, elle serait produite par la chute isolée de la paroi antérieure du vagin, et elle se distinguerait en outre par l'absence de tout abaissement de l'utérus généralement fixé par des adhérences (Schrœder). Nous n'insisterons pas sur cette variété de l'hypertrophie *du segment moyen* du col, pas plus que sur celle qui siège exclusivement au museau de tanche ; ces variétés n'entrent pas dans le cadre de cette étude, et nous passons après ces deux mots très brefs sur la définition, l'étendue et la division du col, à l'exposé anatomo-pathologique des allongements de la portion sus-vaginale du col utérin.

Histologiquement, d'après Huguier, la structure du

(1) Voyez Crevet, thèse d'Erlanger, 1878.

col reste normale, les artères et les veines ont subi un développement proportionnel. Klob, de Vienne, voit dans cette affection une hypertrophie du tissu conjonctif. Fœrster rattache cette augmentation de volume à l'hypertrophie de tous les éléments qui constituent cette portion de l'organe. Dans les cas de ce genre, dit M. de Sinéty (1), où nous avons fait l'examen histologique de cols hypertrophiés et amputés, il existait une hypertrophie de tous les tissus entrant dans la structure de l'utérus, muscles, glandes, tissu conjonctif, sans que leurs rapports réciproques parussent modifiés d'une façon notable.

L'étendue totale du diamètre longitudinal de l'utérus peut varier entre 11 et 24 centimètres. Le corps conserve habituellement son volume normal. Cependant il peut participer un peu à l'hypertrophie. Le fond de l'organe est situé ordinairement à sa place au milieu de la symphyse pubienne ; d'autres fois il paraît remonter plus haut, mais quelquefois en réalité il est plus ou moins abaissé. Dans bon nombre de cas, le corps utérin est en antéflexion et tend à embrasser la vessie et le pubis. Le grand axe de l'utérus devient alors oblique de haut en bas et d'avant en arrière.

La diminution considérable de la portion de la vessie qui reste derrière le pubis et le paquet des anses intestinales qui tombe dans le cul-de-sac postérieur du péritoine favorisent cette antéflexion. Toutefois, l'utérus peut être rétrofléchi et porté en arrière à la suite des

(1) De Sinéty. Traité pratique de gynécologie, 2e éd., p. 357.

adhérences capables de maintenir le fond de l'organe vers la concavité du sacrum. Le corps de l'utérus est en effet souvent uni par des fausses membranes, des adhérences, des brides soit à la vessie, soit au rectum, soit aux parois pelviennes, d'où résulte la difficulté et quelquefois même l'impossibilité de réduire la tumeur.

Le col, dans ce que nous appellerons le premier type de l'allongement sus-vaginal, est à la fois allongé et épaissi ; son tissu est plus dense et plus ferme qu'à l'état normal ; son diamètre antéro-postérieur considérablement agrandi ; le diamètre transversal est augmenté, et on note un épaisissement souvent considérable de ses parois, tandis que la cavité cervicale n'est que peu ou point agrandie.

Dans ce que nous décrirons comme le deuxième type de l'affection, on remarque au contraire que la portion sus-vaginale du col est étirée et grêle. Elle semble avoir subi une sorte d'élongation mécanique, ce qui fait que le diamètre transversal du col est diminué notablement de volume; les parois de l'organe sont par conséquent plus minces qu'à l'état normal, la lumière du canal cervical restant approximativement la même.

Le cul-de-sac vaginal est effacé, et, pour le faire reparaître, il faut réduire la tumeur et rendre aux parois utérines et vaginales la direction propre à chacune d'elles.

L'orifice externe du col affecte les formes les plus diverses ; il est en général plus grand à la suite du renversement des parois vaginales et des tractions qu'elles exercent sur la périphérie. Huguier a vu deux fois l'oblitération de cet orifice.

L'abaissement de l'orifice du col, dit Alphonse Guérin (1), a ses degrés comme la chute de l'utérus. « Quand l'allongement n'est que de 3 centimètres environ, le col ne vient guère qu'au niveau de la vulve. Si l'allongement est de 6 centimètres, le col est situé à 4 ou 5 centimètres en dehors de la vulve. Enfin, le vagin est complètement descendu quand l'hystéromètre pénètre jusqu'à 12 centimètres de profondeur. Jamais dans l'hypertrophie les annexes de la matrice ne sont entraînées vers la vulve, elles gardent la situation qu'elles ont normalement, tandis qu'il est ordinaire de trouver les ovaires et les trompes descendus avec la matrice dans la chute complète de l'organe. »

Toute la surface vaginale renversée est lisse, polie, luisante, habituellement sèche, d'une teinte rosée ou d'un rouge légèrement violacé.

L'insertion du vagin sur le col, qui, à l'état normal, a au plus 1 centimètre d'étendue, présente, dit Huguier, une longueur de 2 à 3 centimètres par suite de l'allongement hypertrophique qu'a elle-même éprouvé cette partie de l'organe à laquelle s'attache le conduit vulvo-utérin. Cette particularité anatomique est des plus importantes à connaître, puisqu'elle permet d'enlever la plus grande partie des tissus hypertrophiés sans ouvrir la cavité vagino-péritonéale.

La vulve est élargie, son diamètre antéro-postérieur

(1) Leçon professée à l'Hôtel-Dieu. In Arch. de toc., 1877.

est agrandi. En général, la fourchette a été fortement distendue ou déchirée, les parties latérales considérablement refoulées au dehors; elle peut présenter jusqu'à 4 centimètres d'étendue.

Le périnée, flasque et peu résistant, est diminué de hauteur. Le muscle constricteur du vagin est souvent complètement déchiré et atrophié. D'une manière générale, les artères et les veines de toutes ces parties sont plus développées qu'à l'état normal.

En avant, la vessie étant adhérente à la paroi antérieure du vagin et du col utérin envoie un prolongement plus ou moins considérable dans l'épaisseur de la partie antérieure et supérieure de la tumeur. L'extrémité vésicale de l'urèthre est devenue inférieure; il présente une courbure à concavité antéro-inférieure qui tend à embrasser le tubercule de la colonne antérieure du vagin. Le méat urinaire est enfoncé et rentré en dedans. L'extrémité inférieure des uretères, suivant le bas-fond de la vessie et participant à son déplacement, est abaissée également et portée sur les parties latérales de la tumeur.

Selon Cruveilhier, le rectum n'entre qu'exceptionnellement dans la formation de la tumeur. Mais, d'après Huguier, une fois sur trois, il y a une rectocèle plus ou moins considérable formée par la distension, le renflement et la hernie de la paroi antérieure de l'intestin, la paroi postérieure ne participant jamais au prolapsus.

Le cul-de-sac antérieur du péritoine ou vésico-utérin, conserve à peu près son étendue normale. Il reste généralement éloigné au moins de 6 centimètres du bord antérieur de l'orifice du col utérin « de telle sorte, fait justement observer Huguier, que, dans l'amputation de celui-ci, on ne court aucun danger de l'atteindre tant qu'on ne décolle la vessie que dans l'étendue de 3 ou 4 centimètres, ce qui est très suffisant ».

Cependant, dans quelques cas rares, les lèvres du col et une partie des parois du canal cervical étant en inversion, les rapports de la séreuse se trouvent alors modifiés. Le prolongement du cul-de-sac vésico-utérin s'ap-

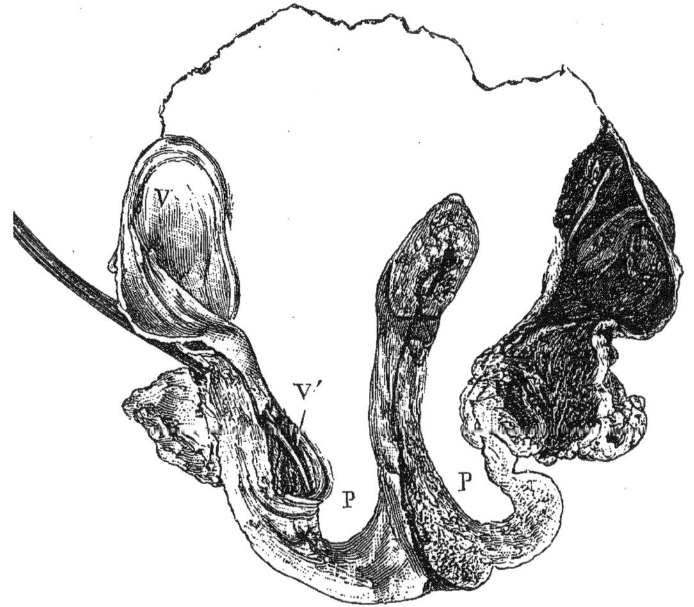

Fig. 2.

Coupe antéro-postérieure et verticale des viscères pelviens photographiés dans un cas d'allongement de la portion sus-vaginale du col de l'utérus.

V. Vessie. — V'. Diverticulum vésical, sa situation et direction de l'urèthre dans la tumeur. Une sonde introduite dans la vessie montre l'extrémité inférieure de ce diverticulum, qui occupe une situation plus élevée que le cul-de-sac vésico-utérin du péritoine P. On ne voit pas le vagin, puisque le col dans sa marche et son hypertrophie l'a entraîné devant lui en le renversant complètement.

proche de l'extrémité de la masse prolabée plus que la portion herniée de la vessie. Mais, toutefois, cette dernière disposition du cul-de-sac péritonéal est exceptionnelle, c'est la première qui est la règle.

Le cul-de-sac postérieur du péritoine ou recto-vaginal suit au contraire l'allongement du col et l'abaissement de l'utérus dans toute leur étendue; de sorte que le repli de Douglas n'est qu'à 2 ou 3 centimètres au-dessus de la lèvre postérieure du museau de tanche. Quelquefois même ce cul-de-sac peut descendre jusqu'à 3 ou 4 centimètres au-dessous du niveau du museau de tanch lorsque la cloison recto-vaginale elle-même forme la partie la plus déclive de la tumeur sous-vulvaire.

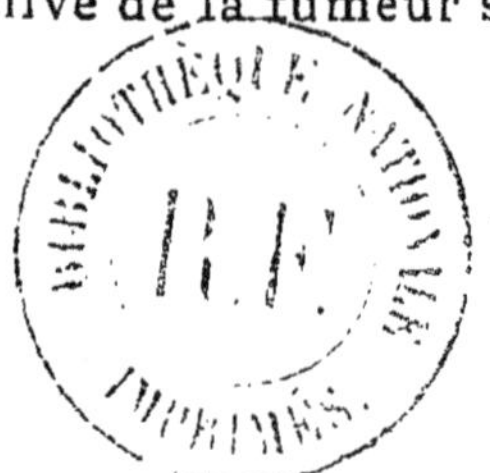

DEUXIÈME PARTIE

DIVISION.

On n'a pas jusqu'ici établi de distinction entre les diverses classes ou variétés de cette maladie. L'expérience apprend cependant que tous les cas sont loin d'appartenir à la même catégorie. Tantôt c'est l'hypertrophie du tissu cervical qui est le phénomène prédominant, sinon unique; tantôt on a affaire à une *descente du vagin* bien plutôt qu'à une descente de la matrice ; le col n'est nullement augmenté de volume, et a été seulement étiré. Aussi s'attaquer au col dans ces cas-là, c'est faire œuvre aussi inutile qu'irrationnelle.

M. Pozzi, frappé par ces considérations, a depuis quelque temps déjà, dans ses leçons orales, préconisé la division de cette maladie en deux *types cliniques*, selon que l'allongement du col est dû soit à une *hypertrophie*, soit à une *élongation*, qu'il est *actif* ou *passif*. Enfin, il est un troisième ordre de faits où l'hypertrophie cervicale, par sa longue durée, a entraîné un prolapsus du vagin si considérable que cet *effet* de la maladie première est devenu un élément important de la maladie définitive. Ces *cas mixtes* pourraient constituer un troisième type clinique ; ils ont, en effet, une physionomie spéciale et nécessitent un traitement double qui doit atteindre à la fois et l'allongement utérin et le prolapsus vaginal invétéré. Nous adopterons cette division de notre savant maître et nous l'appuierons sur des observations après en avoir donné un rapide exposé.

PREMIER TYPE CLINIQUE.

Allongement par hypertrophie ou allongement primitif de la portion sus-vaginale du col utérin.

ÉTIOLOGIE. — PATHOGÉNIE.

La première forme de l'allongement sus-vaginal qu'on peut désigner sous le nom d'*allongement par hypertrophie ou primitif* peut être observée chez la femme avant toute conception et semble même, dans quelques cas, avoir existé avant le début de la menstruation ; d'autres fois, elle se développe à la suite des modifications déterminées dans l'utérus par la grossesse et l'état puerpéral.

Dans le premier cas il mériterait, sous certains rapports, le nom de congénital : il paraît, en effet, résulter alors d'une tendance innée, qui se manifeste par une anomalie de développement pendant la transformation de l'utérus infantile en utérus pubère.

On sait qu'au moment de la naissance le col, épais et arrondi, forme les deux tiers ou les trois cinquièmes de l'utérus ; le développement de l'organe s'effectuant de bas en haut, le corps, dans toute la période infantile, en représente donc la partie la plus petite. A l'époque de la puberté, le corps augmente de hauteur et d'épaisseur. Le col perd sa forme arrondie ; sa cavité se rétrécit à son extrémité inférieure et passe ainsi de la forme conique à la forme cylindrique. Son orifice externe, qui était très grand, se resserre et devient circulaire.

Pendant que ces modifications se produisent, des inégalités de croissance peuvent en résulter. Le col infantile croit avec la même rapidité que le corps, qui devait se développer plus vite et il devient à la fin plus grand que le corps. Cette lésion peut donc être engendrée spontanément ou tout au moins sans causes appréciables avant toute grossesse et semble alors être uniquement le résultat d'un vice de conformation par anomalie de développement qui se produirait au moment de la révolution pubère.

Goupil (1), le premier, a eu le mérite de signaler que l'hypertrophie congénitale primitive n'est pas très rare. S'il n'a pu en constater l'existence dès l'enfance, il en a au moins établi la réalité par une observation importante. Il s'agissait de deux sœurs, toutes deux stériles, qui présentaient dès le début de la menstruation un allongement manifeste de la portion sus-vaginale du col utérin, qui passa inaperçu jusqu'au moment où, sous l'influence de diverses causes, il se produisit un abaissement de l'utérus.

Si nous ne pouvons absolument affirmer l'origine congénitale de cette difformité, nous devons tout au

(1) G. Bernutz et Ernest Goupil, loc. cit., t. II, p. 656.

moins tenir pour incontestable l'existence d'un allongement du col avant toute grossesse. D'ailleurs, sur 64 malades observées par Huguier, 4 probablement, mais certainement 2, n'avaient jamais été mères (1). Scanzoni a réuni 114 cas, dans lesquels il signale quinze fois des femmes n'ayant pas eu d'enfants. En réunissant les statistiques de ces trois auteurs, ainsi que celles de MM. Gallard, Martin (de Berlin) et la nôtre, nous trouvons 20 cas dans lesquels la gestation ne peut être incriminée contre 165 cas où l'on retrouve un plus ou moins grand nombre de grossesses.

On peut se demander si ces faits sont aussi rares que les relevés statistiques semblent l'indiquer, et si, dans bon nombre de cas, cette lésion n'a pas été méconnue avant la conception, et uniquement rendue plus apparente par l'accouchement, qui a déterminé un certain nombre d'accidents, dont l'absence avait fait jusque-là ignorer l'existence du vice de conformation. Cette interprétation nous paraît, malgré l'absence d'examen fait antérieurement à la grossesse, applicable à l'observation XXXII de Huguier, parce qu'il nous semble difficile d'admettre qu'une seule grossesse terminée par un accouchement non seulement naturel, mais même très facile, très prompt et qui n'a été suivi d'aucun accident, ait pu déterminer, sans une disposition préalable, une hypertrophie longitudinale du col, telle que six semaines après, la matrice faisait saillie hors de la vulve. Il nous

(1) Mémoire de Huguier, obs. XXVII, p. 195, et obs. XXIX, p. 202.

paraît plus rationnel d'admettre qu'avant la grossesse il existait un allongement par hypertrophie du col utérin, et qu'à la suite d'un léger abaissement de l'utérus, déterminé par l'accouchement, le col a commencé à se montrer à l'orifice vulvaire, et c'est seulement alors que sont survenus les divers troubles qui ont forcé cette malade à entrer à l'hôpital.

Nous avons observé, disent Hegar et Kaltenbach (1), l'allongement du col chez des personnes jeunes, chez des vierges, chez des multipares, dont les parois du vagin étaient solides, sans qu'il y eût la moindre trace d'abaissement; l'isthme utérin était dans sa situation normale; cependant la partie supérieure du vagin était entrée en inversion sous l'influence de l'allongement du col.

Le professeur Martin (2), de Berlin, regarde les hypertrophies primitives de la portion sus-vaginale du col utérin comme plus fréquentes que les hypertrophies secondaires.

Nous rapportons nous-même un cas de ce genre qui confirme de la façon la plus nette, les assertions des auteurs que nous venons de citer. Chez une des malades que nous avons observées, on put constater, non seulement avant toute grossesse, mais encore avant qu'il n'y ait eu des rapports sexuels, l'existence d'un allongement hypertrophique de la portion sus-vaginale du col utérin. Cette jeune fille, vierge, bien réglée depuis l'âge

(1) Hegar et Kaltenbach, Traité de gynéc. opér., trad. par le Dr Paul Bar, Paris, 1885, p. 559.

(2) Martin. Zur Kenntniss der Hypertrophia colli ut supravaginalis, Zeitschrift. f. Geb. u. Gyn. Band VI, p. 101, 1881.

de 14 ans, avait éprouvé des troubles menstruels qui, d'abord passagers, reparurent plus tard avec une intensité plus grande, et nécessitèrent une intervention médicale. On découvrit alors l'existence d'une petite tumeur conoïde qui se présentait à l'ouverture vulvaire en repoussant l'hymen distendu. Cette tumeur était constituée par le col utérin hypertrophié et allongé dans sa portion sus-vaginale.

Par l'exposé des faits que nous venons de citer, s'il est clairement démontré d'une part que l'allongement hypertrophique du col peut se développer primitivement avant même le début de la menstruation, d'autre part il ne fait point de doute que dans un plus grand nombre de cas les grossesses nombreuses et les accouchements fréquents, rapprochés, difficiles, laborieux et l'état inflammatoire chronique du tissu utérin qui peut en être la conséquence sont imputables dans la pathogénie de l'affection.

En parcourant les observations de Huguier et celles qui ont été publiées après lui et les nôtres, on remarque que le plus grand nombre des malades sont des femmes ayant eu un ou plusieurs enfants. Quarante-quatre malades observées par Huguier en avaient eu plus de deux.

Dans presque toutes les observations de M. Gallard, aussi bien celles relatées par lui dans ses remarquables leçons cliniques sur les maladies des femmes, que celles que notre savant maître conserve dans sa collection privée, on voit aussi qu'il s'agit de femmes pluripares et ayant eu souvent des parturitions difficiles.

Nous avons également constaté que les sept cas d'allongement hypertrophique de la portion sus-vaginale publiés par Martin (1), de Berlin, concernent des malades qui avaient eu plusieurs enfants, trois ou quatre en moyenne et des avortements.

Toutes les malades qui font le sujet des observations consignées dans ce travail, en en exceptant toutefois une, celle de la jeune fille encore vierge, confirment une fois de plus le rôle que les accouchements multiples et parfois difficiles jouent dans l'étiologie de l'affection qui nous occupe.

Beaucoup de femmes atteintes d'hypertrophie sus-vaginale se sont levées trop tôt, dès le troisième ou le quatrième jour après les couches, pour vaquer aux occupations de leur ménage et reprendre intempestivement l'exercice de leur profession. C'est un danger sur les conséquences fâcheuses duquel on ne saurait trop insister. Cette influence funeste s'explique quand on songe que, pendant l'accouchement, les portions sus et sous-vaginales du col subissent une grande distension, qui peut facilement persister par la gêne apportée à la sub-involution utérine à la suite de ces imprudences ; que l'utérus, dans les premiers jours des couches, est encore lourd et pesant et d'un volume considérable.

Sur le développement de l'hypertrophie, il y a accord presque unanime entre les gynécologistes pour incriminer l'influence pathogénique de l'accouchement et accuser en même temps la dérogation aux règles les plus élémentaires et les plus importantes de l'hygiène des nouvelles accouchées.

(1) Martin, de Berlin, loc. cit.

Dans ces conditions le terrain se trouve ainsi tout préparé, et on conçoit facilement que cette affection est surtout l'apanage des femmes occupées à des travaux manuels pénibles, de celles principalement qui, reprenant d'une façon prématurée leurs occupations, travaillent dans une position verticale avec des mouvements continus et des efforts susceptibles d'ébranler, secouer et irriter l'organe gestateur.

Sur l'importance de ces facteurs, voici du reste l'explication donnée par Huguier : « De ces fâcheuses circonstances résultent non seulement une plus grande activité dans la circulation artérielle de l'utérus, mais une gêne, un embarras, un véritable engouement dans la circulation veineuse et lymphatique de cette partie, qui reste dans l'état de développement anormal où elle se trouvait lorsque la femme a repris intempestivement ses travaux, ou devient lentement et graduellement le siège d'un engorgement et d'une hypertrophie. Cet engorgement et cette hypertrophie occupent tout naturellement la moitié inférieure de la matrice qui n'est plus soutenue ni comprimée, comme à l'état normal, mais se trouve placée au centre d'une espèce de vide qu'elle tend à remplir. Au contraire, ce mouvement hypertrophique se manifeste beaucoup plus difficilement sur le corps de l'utérus qui continue à être entouré, maintenu et comprimé par les viscères et les contractions abdominales, ce qui y facilite les circulations veineuse et lymphatique. »

Nous pensons, avec Nonat (1), que les mêmes phénomènes se produisent lorsqu'une phlegmasie subaiguë ou chronique s'empare de la portion cervicale du col de l'utérus, dans la période postpuerpérale. Cette partie de l'organe est arrêtée dans son mouvement de retrait et conserve des dimensions exagérées sous l'action hypertrophique du travail inflammatoire. La phlegmasie guérie, reste l'allongement hypertrophique qui survit à la cause organique d'où il dérive.

La maladie peut donc avoir pour origine un arrêt de l'évolution rétrograde après l'accouchement.

Depaul (2) dit qu'après la délivrance, le col revient peu à peu à sa grandeur naturelle, mais quelquefois même il est plus long. »

Les tempéraments lymphatiques, scrofuleux, les constitutions rachitiques et débilitées semblent prédisposer à cette affection. Il en est de même des professions qui nécessitent une station verticale prolongée (3) ou exposent à la fatigue : aussi l'observe-t-on fréquemment chez les blanchisseuses.

Les causes *occasionnelles*, efforts brusques et violents, la marche forcée, l'équitation, divers traumatismes : tels que chutes d'un lieu élevé sur les genoux, sur le siège ou le périnée, les coups violents portés sur la

(1) Nonat et Linas, Traité pratique des maladies de l'utérus et de ses annexes, 2e édit., p. 395, Paris, 1873.

(2) Depaul. Cliniques, 1872-76.

(3) Voyez : De l'influence de la position sur la santé des femmes, par J.-H. Aveling. Trad. de Tricou, de Tours, in Archives de tocol., 1878, p. 438.

région hypogastrique, toutes ces causes banales à propos desquelles la maladie se montre ne paraissent agir qu'avec le concours ou à la suite des causes prédisposantes.

En résumé, ces dernières consistent dans toutes celles qui sont capables d'irriter, de congestionner l'utérus, mais par-dessus tout, ainsi que nous venons de l'exposer longuement, il faut ranger les parturitions multiples ou difficiles auxquelles il convient de joindre les professions qui nécessitent des efforts incessants et la situation verticale prolongée.

Mais ces influences morbides doivent, semble-t-il, agir sur la totalité de l'organe, et on s'est demandé justement pourquoi l'hypertrophie utérine qui se produit affecte de préférence la portion sus-vaginale du col, plutôt que la portion sous-vaginale, ou le corps même de la matrice.

« A cela on pourrait répondre, dit M. Gallard, que le corps lui-même a toujours été trouvé augmenté de volume, mais comme cette augmentation se fait dans une proportion toujours infiniment moindre que celle du col, la raison par suite de laquelle ce dernier est plus spécialement affecté reste toujours à déterminer. »

Huguier l'explique par ce fait que chez l'embryon, le col et le corps de l'utérus se développent indépendamment l'un de l'autre, que dans les accouchements laborieux et pénibles, dans ceux surtout qui nécessitent une opération, ou même une simple manœuvre obstétricale, c'est la partie *supérieure* du col qui supporte les efforts les plus longs et les plus douloureux, c'est sur elle surtout que retentissent les pressions de la tête ou celles des instruments ; dès lors il est assez naturel de supposer que ce traumatisme électif rende cette partie moins apte que les autres à opérer le travail d'involution rétrograde et qu'elle devienne même le point de départ d'une irritation circonscrite aboutissant à l'hypertrophie.

Hégar admet que cette différence est due à ce que dès le début la cause agit avec plus d'action sur tel ou tel segment, et il continue en ces termes :

« Ajoutons enfin avec Fritsche, que la distinction entre l'hypertrophie de la portion supra-vaginale et celle de la portion vaginale n'est pas aussi nette qu'on le croit généralement. Huguier nous avait déjà montré que la limite qui sépare ces deux parties du col s'effaçait et devenait méconnaissable. Du reste, dans bien des cas, l'hypertrophie existe au début sur les deux segments du col. Mais peu à peu les lèvres du col se renversent et l'hypertrophie semble limitée à la portion supra-vaginale. »

Dès 1859, M. le professeur Verneuil (1) avait publié une observation clinique fort intéressante sur un cas d'allongement hypertrophique des portions sus et sous-vaginales.

Campana (2) a présenté à la Société anatomique un cas d'allongement simultané des deux portions du col. Un an après, A. Guérin (3) a communiqué à la Société de chirurgie une observation analogue. Maisonneuve,

(1) Verneuil. Gaz. hebd., 1859.
(2) Bull. de la Soé. anat., 1859.
(3) Bull. de la Soc. de chir., 1860.

dans sa clinique, cite deux cas dans lesquels les deux segments du col étaient simultanément atteints d'hypertrophie. D'autres auteurs, notamment Péan, ont publié des observations de ce genre.

Les agents suspenseurs de l'utérus et surtout les ligaments utéro-sacrés étant supposés intacts, le corps de l'organe restera fixé à sa place normale, la portion susvaginale, à mesure qu'elle s'accroît, pousse devant elle, en la renversant, l'extrémité supérieure du vagin et elle vient faire saillie à travers l'orifice vaginal entraînant avec elle non seulement le vagin, mais aussi le bas-fond de la vessie qui est adhérent d'une part au col et d'autre part à la paroi vaginale antérieure. Ces relations d'intime adhérence n'existant pas entre la partie supérieure du vagin et le rectum, le refoulement du premier n'entraîne pas nécessairement et toujours la paroi antérieure du dernier de ces deux organes.

Ceci dit, il nous reste enfin à expliquer ce fait : pourquoi le col, en s'allongeant, repousse-t-il le vagin en bas, et pourquoi ne se développe-t-il pas du côté de la cavité abdominale, surmonté par le corps ?

Selon Huguier, le mécanisme de ce mode de développement résulterait du poids du col hypertrophié, ou bien encore de la difficulté éprouvée par le corps à subir un mouvement ascensionnel, en raison même de la station verticale et de l'influence des efforts. Mais il nous semble plus rationnel d'admettre l'interprétation donnée par Legendre. Avec cet auteur, nous pensons que la portion intermédiaire du col a une très grande facilité à se développer par en bas ; de ce côté, en effet, elle rencontre la cavité du vagin dont elle entraîne les parois. En haut, au contraire, il lui faudrait, pour se développer, entraîner les attaches du vagin et tout le plan aponévrotique qui le maintient dans l'excavation pelvienne.

SYMPTOMATOLOGIE.

L'allongement hypertrophique de la portion sus-vaginale du col utérin se constitue insensiblement et atteint parfois des dimensions considérables sans donner lieu à aucun trouble fonctionnel de quelque importance et sans attirer à aucun degré l'attention des malades. La durée de cette *période latente* est extrêmement variable ; elle peut se prolonger pendant des années. Aussi, n'est-il pas rare de constater par hasard, en explorant les organes génitaux pour des manifestations dues uniquement à de simples troubles menstruels, un allongement hypertrophique que rien n'avait fait soupçonner jusqu'alors.

C'est dans de semblables circonstances que Mme Guéneau, docteur en médecine, a constaté l'affection chez la jeune fille vierge, qui fait le sujet de notre observation II, et a conseillé à cette jeune personne d'entrer dans le service de notre maître, M. Gallard, à l'Hôtel-Dieu.

Quoi qu'il en soit, il arrive en général, tôt ou tard, un moment où se produisent des symptômes significatifs. C'est tantôt en faisant leur toilette que les malades s'aperçoivent de la présence d'une tumeur élastique et arrondie à l'orifice vulvaire, ou c'est tantôt seulement quand des troubles fonctionnels importants se manifestent et dont la cause leur échappe.

Ces troubles sont des douleurs vives dans les régions lombaire et hypogastrique, provenant des tiraillements des ligaments utérins, une sensation de chaleur anormale à la vulve et de pesanteur au périnée, déterminée par la pression à ce niveau du col hypertrophié et un sentiment de fatigue générale et de brisement dans les genoux et dans les jambes. Avec la marche ou le mouvement, ces symptômes augmentent d'intensité, ils diminuent ou cessent même complètement avec le repos. Chez certaines femmes malades le fait de s'asseoir sans précaution transmet à l'utérus un ébranlement qui retentit douloureusement dans l'abdomen ; aussi ces femmes ne s'assoient-elles qu'avec beaucoup de précaution, comme celles, du reste, qui sont atteintes de périmétrite et de prolapsus complet de l'utérus.

A mesure que la tumeur grossit, l'utérus et le vagin deviennent fréquemment le siège d'une hypersécrétion tantôt simplement leucorrhéique, tantôt muco-purulente. Ces liquides sont causes d'excoriations et d'ulcérations dans la région vulvaire et anale, et ils sont plus abondants surtout à l'approche des règles.

La menstruation est quelquefois normale ; plus souvent, au contraire, elle est troublée. Parfois elle est supprimée pendant un temps plus ou moins long et à différentes reprises, comme on l'a constaté chez la jeune fille vierge dont nous venons de parler ; d'autres fois au contraire, il y a augmentation dans la durée et dans la fréquence du flux cataménial et de véritables métrorrhagies même se produisent à la suite d'écarts de régime, danse, équitation, etc. Ces métrorrhagies ont pour point de départ soit des congestions intimes qui se manifestent dans le tissu utérin, soit des compressions que subit le tissu hypertrophié et devenu le siège d'une grande vascularité.

Les fonctions sexuelles sont compromises; souvent le coït est douloureux, pénible et même impossible. Le sens génésique est sensiblement diminué.

L'infécondité est fréquente. La migration des spermatozoaires est entravée par des modifications apportées à la forme et à la position de l'orifice du museau de tanche.

Les besoins d'uriner sont fréquents et la miction est troublée à cause de la disposition dela vessie et plus particulièrement du canal de l'urèthre. Quelquefois elle est involontaire, surtout après une marche prolongée.

Les fonctions du rectum sont moins souvent altérées que celles de la vessie. Cependant la tumeur, par son volume et sa position, gêne presque toujours la défécation. La constipation est habituelle.

Tous ces désordres peuvent avoir un assez grand retentissement du côté des voies digestives. La perte de l'appétit, les digestions pénibles et accompagnées de vomissements et de gastralgie ne sont point des phénomènes rares. La chloro-anémie est quelquefois le résultat de ces complications. L'état moral de la femme est profondément modifié; son affection lui cause souvent de grands soucis. La difficulté et même l'impossibilité des rapports sexuels, si elle est mariée, lui crée une situation pénible.

Tels sont les symptômes fonctionnels de l'affection

dans cette première forme clinique ; les signes physiques sont bien plus importants au point de vue du diagnostic, mais nous ne nous arrêterons pas longuement sur eux, car ils se déduisent de l'anatomie pathologique que nous avons étudiée dans la première partie de ce travail.

Si la femme est au lit depuis quelque temps, la tumeur peut être complètement renfermée dans le vagin, et on

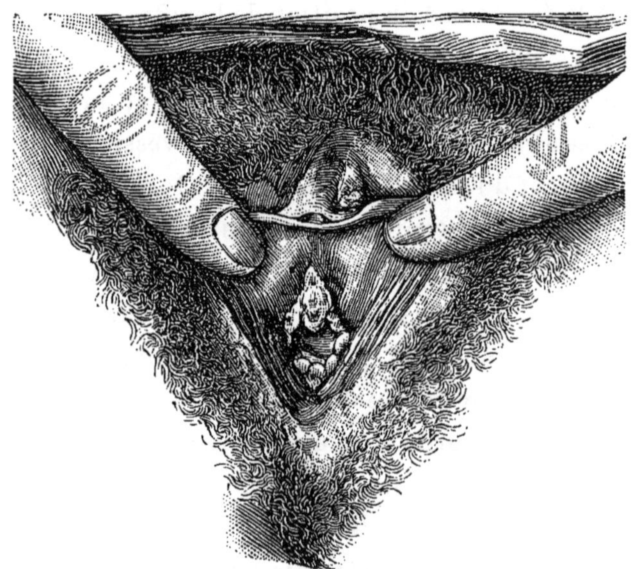

Fig. 3.

Le col utérin se montre à travers l'orifice du vagin.
(Observation II.)

ne constate alors qu'un simple abaissement des culs-de-sac vaginaux, ou bien elle fait saillie à la vulve qui reste toujours déformée et entr'ouverte. Mais si la malade vient de se lever et de marcher un peu, on voit aussitôt apparaître tantôt une petite tumeur conoïde de couleur rosée présentant un orifice au sommet et affectant la forme d'un gland en sub-érection, distendant d'arrière en avant la membrane hymen, lorsqu'elle existe, comme on peut le voir à la figure (n° 4) ; tantôt on re-

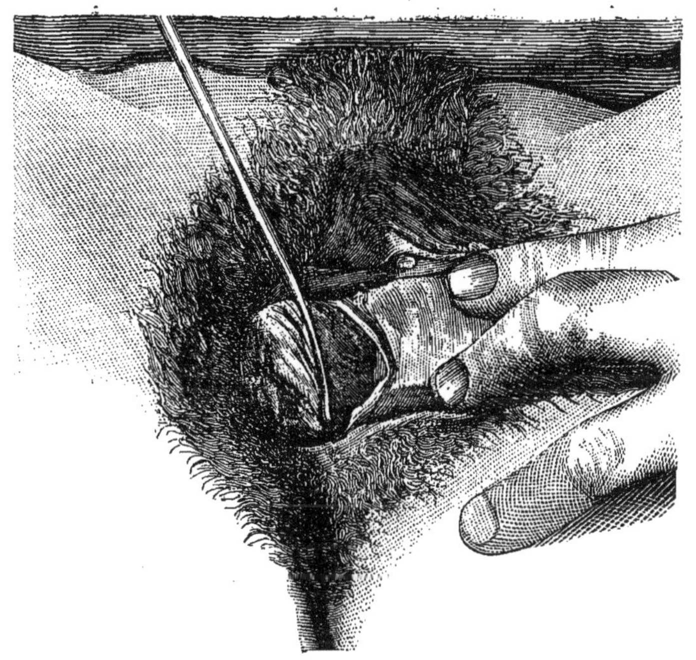

Fig. 4.
(Observation II.)

marque une tumeur dont la forme varie beaucoup, mais en général, dit Huguier, elle est cylindrique et la grosse extrémité est dirigée en bas ; le col utérin est placé en avant et non au sommet de la tumeur, surtout si l'ouverture vulvaire n'est pas agrandie. La tumeur est recouverte presque dans sa totalité par les parois du vagin retournées comme un doigt de gant. La base se confond en avant avec le pourtour du méat urinaire, sur les côtés avec la base de la face interne de l'hymen ou des nymphes. Lorsqu'elle est réduite et que le doigt est retiré, elle sort aussi facilement qu'elle rentre.

En palpant la tumeur, on perçoit que sa consistance est mollasse à sa périphérie et, au milieu, on la trouve formée par un cylindre gros, dur, élastique et comme fibreux.

Au toucher, on constate que les culs-de-sac vaginaux sont plus ou moins effacés et plus ou moins rapprochés de la vulve, surtout à la partie antérieure et que le cylindre central se dirige en haut vers le petit bassin et se continue avec le corps de l'utérus : c'est la portion sus-vaginale du col utérin prolongée.

A l'aide du toucher rectal, on peut se rendre compte si les parties molles en arrière du cylindre central sont constituées par le refoulement de la muqueuse vaginale seule ou en même temps par un certain degré de rectocèle, ce qui est peu fréquent du reste dans cette forme clinique d'allongement du col. On peut sentir en outre dans une plus grande étendue le col de l'utérus et atteindre même quelquefois le fond de l'organe.

Par le cathétérisme vésical, on apprécie la distance qui sépare les limites inférieures de la vessie de l'orifice de la tumeur. Cette notion est excessivement importante pour se rendre compte du prolongement que la vessie envoie dans la tumeur. Ce diverticulum vésical dans cette forme clinique de l'affection n'est pas aussi prononcé que dans l'allongement par élongation. En tous cas on voit toujours alors un certain espace séparer l'orifice cervical du cathéter introduit de haut en bas dans le diverticulum vésical. C'est en effet ici le col qui tire sur la vessie et non la vessie qui attire le col, comme dans les faits relatifs au deuxième type clinique.

L'hystérométrie donne des résultats d'une importance capitale; grâce à elle, nous pouvons acquérir le signe le plus positif et presque pathognomonique de l'allongement hypertrophique du col dans sa partie sus-vaginale. Mais il ne faut pas s'y méprendre : l'usage de l'hystéromètre présente certains dangers, et c'est précisément dans le cas d'hypertrophie sus-vaginale du col qu'il doit être employé avec beaucoup de circonspection et de ménagements. Il faut, comme le recommande M. le professeur Gosselin, s'assurer que l'instrument n'est pas arrêté en route et qu'il a touché le fond de la matrice. Sinon on s'exposerait à méconnaître un allongement réel dans certains cas de flexion du col ou d'oblitération de son orifice cervico-utérin.

L'hystéromètre introduit dans l'utérus donne de l'orifice externe au fond de cet organe une longueur de huit à douze centimètres et même plus, toujours supérieure à la longueur normale, qui est de six centimètres et demi. A l'aide de ce moyen d'exploration combiné au palper abdominal, on reconnaîtra encore la véritable direction de la matrice; on saura si elle a contracté des adhérences plus ou moins intimes avec les parties environnantes.

DIAGNOSTIC.

Le diagnostic de l'hypertrophie sus-vaginale du col n'offre pas de difficulté, il résulte essentiellement de la connaissance des signes physiques dont nous avons donné la description. Après avoir reconnu l'organe malade en engageant la femme à pousser si elle est au lit, ou en pratiquant le toucher sur elle debout, la palpation, le toucher vaginal et rectal et un double cathétérisme vésical et utérin, permettront d'arriver facilement à préciser le siège de l'allongement hypertrophique, à en apprécier l'étendue, à reconnaître exactement le degré de l'invagination de la muqueuse vaginale, du déplacement du col et celui des réservoirs voisins.

Nous allons donc rapidement indiquer le diagnostic différentiel de quelques affections qu'on pourrait confondre avec la maladie de Huguier. On ne croira pas à un polype sortant entre les lèvres du col, s'avançant en avant de lui de manière à le prolonger, et présentant à son sommet une de ces ouvertures anomales qui rappellent l'orifice du museau de tanche. Outre que la rareté de ce genre de polype rend une semblable confusion de diagnostic très improbable, on pourra sans la moindre difficulté l'éviter par une exploration attentive à l'aide du toucher et au moyen du spéculum. Le doigt, en effet, constatera derrière la tumeur souvent pédiculée et mobile la présence du col, dont la circonférence ne se continue pas avec la périphérie de la tumeur. On trouvera en outre que les culs-de-sac vaginaux seront peu ou point effacés, et que le vagin n'aura pas subi de diminution de longueur.

On ne pensera pas à un renversement de la matrice, car il suffit de se rappeler que dans l'allongement hypertrophique, l'on trouve toujours le museau de tanche à la partie inférieure de la tumeur, tandis que dans l'invagination de l'utérus les bords de l'orifice entourent le pédicule de la tumeur et sont encore situés dans le bassin. L'hypertrophie de la portion sus-vaginale du col diffère de celle du corps en ce que cette dernière rend l'utérus accessible au palper abdominal.

On ne saurait confondre l'hypertrophie sus-vaginale avec celle de la portion intravaginale, qui ne produit pas un grand déplacement des culs-de-sac du vagin, et elle ne se complique que très rarement de cystocèle et de rectocèle. Mais on pourrait facilement, si on n'y fait pas attention, prendre pour un allongement hypertrophique de la portion sus-vaginale un état particulier du col, décrit pour la première fois par M. Guéniot (1), sous le nom d'*allongement œdémateux avec prolapsus du col utérin*, que l'on rencontre chez les femmes en état de grossesse ou atteintes de tumeurs utérines ou pelviennes capables de gêner la circulation de la matrice.

Il importe au plus haut degré de différencier ces deux allongements, surtout chez les femmes gravides.

L'allongement œdémateux de M. Guéniot et de Herpin

(1) Sur l'allongement œdémateux avec prolapsus du col utérin pendant la grossesse et l'accouchement. Mémoire lu à l'Académie de médecine, le 6 janvier 1872.

de Genève, se distingue de l'hypertrophie par sa mollesse, sa semi-fluctuation, sa production et sa disparition rapide. De plus, par l'exploration attentive du ventre, on saura rapporter cette hypertrophie temporaire du col à sa véritable cause.

Le diagnostic différentiel de la maladie de Huguier avec la véritable chute de la matrice est d'une grande importance. Les accidents généraux et jusqu'à un certain point les signes physiques sont dans les deux cas tellement semblables, que ces deux affections avaient été longtemps confondues. Néanmoins, l'erreur n'est guère possible avec un peu d'attention : tout d'abord la différence s'établit par l'hystéromètre qui joue pour le diagnostic différentiel un rôle considérable, et qui accuse comme dimensions de la cavité cervico-utérine, 8, 10, 12 centimètres et plus, au lieu de 6 ou 7 qu'elle mesure à l'état normal, ou même quand il y a dilatation de cette cavité dans les cas de métrite. C'est justement par la mensuration hystérométrique que Huguier est arrivé à faire la découverte de la maladie. Il est possible, toutefois, qu'à la suite d'un rétrécissement de la cavité cervico-utérine ou d'une inflexion de l'utérus, le cathéter utérin s'arrête à une certaine distance de l'orifice externe du col, et ne pénètre pas, par conséquent, jusqu'au fond de la cavité. Le cathétérisme utérin, dès lors, étant impossible, une erreur de diagnostic pourrait facilement être commise, si d'autres signes également caractéristiques ne nous venaient pas en aide pour l'éviter. Dans la procidence complète de l'utérus, la tumeur est pédiculisable et elle se déplace avec une grande mobilité selon la position donnée à la malade. Au point de vue des essais de réduction, la façon dont se comporte la tumeur n'est pas la même dans l'allongement hypertrophique et dans la chute de la matrice. Dans celle-ci, le premier temps du taxis, qui consiste à faire franchir à la tumeur l'orifice vulvaire est souvent difficile, impossible même, surtout au moment des règles ; mais cet obstacle passé, la réduction s'opère pour ainsi dire d'elle-même ; l'utérus remonte vers sa position normale, et il peut y être maintenu par un pessaire sans aucune gêne pour la malade.

Dans la maladie de Huguier, au contraire, le taxis est très facile jusqu'à ce que le museau de tanche atteigne l'anneau vulvaire, mais, pour replacer l'utérus dans sa situation normale, on a à surmonter souvent une grande résistance, et tandis qu'on sent l'utérus au-dessus de l'arcade pubienne, le museau de tanche est encore à la vulve. Si alors on continue les manœuvres pour arriver à une réduction complète, ce sera au prix d'une inflexion de l'utérus sur lui-même, et en causant des douleurs et des tiraillements souvent insupportables.

Le toucher rectal dans le prolapsus complet de la matrice permet d'atteindre facilement le fond de l'organe et de sentir un vide sur la partie moyenne et latéralement deux cordes douloureuses et distendues : ce sont les ligaments larges tendus et tiraillés. Enfin, si l'on introduit une sonde dans la vessie, cette sonde pourra rejoindre le doigt placé dans le rectum, dans le cas de prolapsus, ce qui sera impossible dans l'hypertrophie longitudinale du col dans laquelle l'index n'arrive même pas à la limite supérieure du cylindre utérin central.

MARCHE ET PRONOSTIC.

La marche de l'hypertrophie sus-vaginale est lente et progressive ; il est difficile de lui fixer une durée déterminée. Toutefois, dans quelques cas, elle a paru rester stationnaire, surtout pendant la ménopause, mais on n'a jamais vu l'hypertrophie rétrograder.

Cette affection, par elle-même, ne menace pas l'existence ; tant que le col de l'utérus ne descend pas au-dessous de l'orifice vulvaire, elle n'offre pas de gravité, mais il n'en est pas moins vrai qu'elle constitue une difformité fâcheuse, et même parfois dangereuse, en raison des ménorrhagies et des métrorrhagies qu'elle peut provoquer.

Le pronostic est d'ailleurs fâcheux, car lorsque le col fait saillie en dehors de la vulve, et que la cystocèle et la rectocèle apparaissent, la tumeur tend généralement à s'accroître de plus en plus, et elle finit par revêtir la forme mixte. Les accidents généraux, dès lors, se multiplient, et parfois même deviennent d'une extrême gravité.

L'allongement hypertrophique du col n'est pas une cause absolue de stérilité. Cette affection, avons-nous dit, finit par l'amener. Mais un certain nombre de malades, surtout au début de la maladie, alors que la tumeur ne gêne pas les rapports sexuels, deviennent enceintes. Dans cette circonstance, au point de vue de la grossesse, surgissent des difficultés diagnostiques, et l'affection peut même devenir une cause de dystocie.

Nous ne pouvons mieux faire que de rapporter ici un résumé de la discussion qui s'est engagée, sur ce sujet, au dernier Congrès international de Médecine et de Chirurgie tenu à Copenhague, au mois d'août 1884, à la suite d'une communication faite à la section d'obstétrique et de gynécologie par le Dr Howitz, de Copenhague, dans les termes suivants : Dans l'allongement de la portion sus-vaginale du col, l'utérus est entraîné en haut, et se trouve dans la cavité abdominale. Dans le cas de grossesse, sa situation élevée et superficielle permet d'entendre de bonne heure les bruits du cœur fœtal. En revanche, par sa mobilité exagérée, il peut en imposer pour un kyste de l'ovaire. Le col hypertrophié ne se ramollit jamais ; il reste ferme et rigide. La cavité du corps est plus dilatée que d'habitude.

Martin (de Berlin) croit à l'élongation plutôt qu'à l'hypertrophie. Priestley (de Londres) a observé les contractions intermittentes de l'utérus, signalées déjà par Braxton-Hicks. Dans son observation, la rigidité du col exigeait que l'on terminât l'accouchement par l'application du forceps. Pour prévenir cette cause de dystocie, il pense qu'il y aurait peut-être lieu de pratiquer l'amputation du col.

Howitz a rencontré douze fois cette affection. Pour lui, elle n'est pas aussi douloureuse que l'a vue Martin ; en outre, contrairement à l'avis de Priestley, elle ne serait pas une cause sérieuse de dystocie.

Observation I (personnelle).

(Recueillie dans le service de M. le Dr Pozzi,
à l'hôpital de Lourcine.)

Allongement hypertrophique de la portion sus-vaginale du col utérin. — Evidement conoïde. — Guérison.

La nommée Zack (Sophie), âgée de 40 ans, ouvrière en fourrure, entre à l'hôpital de Lourcine le 10 février 1885, dans le service de chirurgie de M. le Dr Pozzi (salle Pascal, n° 6).

Les antécédents héréditaires de la malade ne présentent rien d'intéressant. Son père est mort à 60 ans d'une affection inconnue ; sa mère est morte à 55 ans d'une fièvre intermittente.

La malade, personnellement, a toujours joui d'une bonne santé pendant son enfance.

Elle n'a pas eu de fièvres éruptives ni la fièvre typhoïde.

Réglée régulièrement à 18 ans, elle se maria dix années plus tard. Elle a eu trois enfants, dont un est mort en bas âge. Les deux autres se portent bien.

Le dernier accouchement remonte à 1877. Tous les accouchements se sont faits facilement. Il n'y a eu ni version ni emploi du forceps.

Après le troisième accouchement la malade se leva trop tôt et, à la suite d'efforts qu'elle fit en balayant la chambre, le col utérin vint se montrer à l'orifice vulvaire. Cette procidence du col eut-elle lieu brusquement, ou n'arriva-t-elle que degré par degré au point où elle est actuellement ? la malade ne peut le dire.

Il y a environ six semaines que, gênée par son infirmité au point de ne pouvoir continuer son travail, la malade entra à l'Hôtel-Dieu, dans le service du Dr Gallard. Elle y resta, d'où elle passa le 10 février dans le service du Dr Pozzi (salle Pascal, A).

La malade présente alors l'aspect suivant : Facies pâle, amaigri.

Rien d'anormal à l'auscultation des poumons et du cœur. La malade n'a pas été réglée depuis son entrée à l'hôpital.

Si on examine le ventre, on le trouve aplati, la peau est un peu ridée et présente quelques vergetures ; les parois abdominales sont souples et permettent l'exploration facile du petit bassin. En palpant profondément en arrière du pubis, sur la ligne médiane, on sent un corps arrondi, mobile, assez volumineux, probablement constitué par le fond de l'utérus ; on ne trouve rien de particulier du côté des annexes ; la région ovarienne n'est pas sensible. La malade ne présente pas de hernie.

L'inspection des organes génitaux fait remarquer les détails suivants :

A l'orifice vulvaire, entre les grandes lèvres dont les faces internes sont le siège d'un érythème assez intense, apparaît le col de l'utérus ; il fait une saillie d'environ un centimètre et demi au dehors de cette ouverture. Son volume, sa coloration, sa consistance peuvent le faire ressembler, selon la comparaison de M. Pozzi, à un pénis en sub-érection. Il a en effet un diamètre de deux centimètres et demi environ ; il est rouge, vif et comme turgescent ; si on le saisit entre les doigts il donne une sensation de flaccidité et en même temps de dureté tout à fait caractéristique.

L'hystéromètre pénètre facilement à une profondeur de 11 centimètres 1/2 dans l'utérus et se meut librement dans sa cavité.

La palpation abdominale ne fait rien percevoir d'anormal du côté du corps même de l'utérus.

Le diagnostic porté par M. Pozzi est donc : Allongement hypertrophique de la portion sus-vaginale du col utérin, abaissement consécutif du vagin et du bas-fond de la vessie. — Cystocèle peu volumineuse ; — pas de rectocèle.

15 février 1885. Grand bain. Purgatif léger.

Le 18. M. Pozzi fait l'évidement conoïde du col en présence de M. Gallard.

Les précautions antiseptiques d'usage ayant été prises, le vagin lavé avec la solution phéniquée, le col est saisi et attiré au dehors à l'aide d'une pince tire-balle et une incision circulaire avec deux petits débridements latéraux est pratiquée au bistouri.

Le col est enlevé par une dissection en entonnoir de façon que le moignon présente la forme d'un cône creux.

La portion du col enlevée a une longueur de 6 centimètres et un diamètre de près de 3 centimètres.

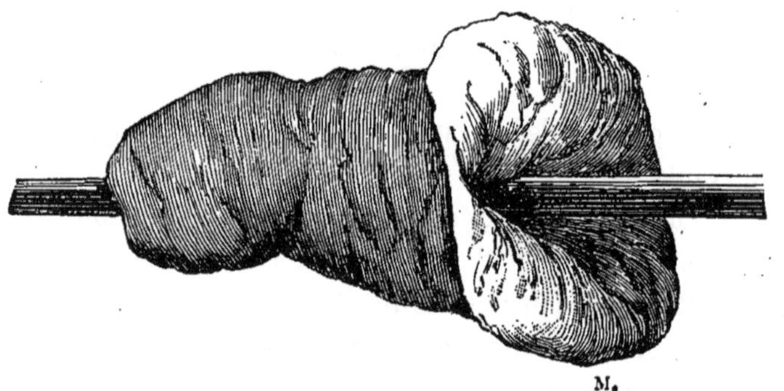

Fig. 5.

Portion du col enlevée vue par la face supérieure.

Une sonde introduite dans la cavité du col montre sa direction.

M, museau de tanche.

Tampon de ouate saupoudrée d'iodoforme qui est enlevé le jour même de l'opération à 4 heures du soir. Une heure après son enlèvement se produit une perte de sang de médiocre importance. Un second tampon est mis en place et enlevé le lendemain matin. Sonde à demeure pendant dix jours.

Le lendemain et les jours suivants, pas d'hémorrhagies. Injections vaginales phéniquées trois fois; ensuite deux fois par jour.

La température a oscillé entre 37°,5 et 38°,5 pendant les douze premiers jours qui ont suivi l'opération et le nombre de pulsations a varié de 80 à 100 pendant ce temps.

8 mars. La malade va bien. Elle a des alternatives de constipation et de diarrhée.

Rien de particulier du côté du vagin.

Le 15. Pertes blanches assez abondantes qui persistent pendant 6 jours tachant le linge en jaune foncé. La malade se plaint de douleurs vagues, s'irradiant dans tout l'abdomen et principalement dans la fosse iliaque gauche (potion au laudanum).

Le 23. Lorsque la malade est levée et marche il n'y a aucune saillie par l'ouverture vulvaire.

Au spéculum, après avoir invité la malade à pousser, on provoque un certain degré de saillie de la paroi vaginale antérieure mais sans procidence véritable. A l'examen, toute saillie du col a disparu ; au niveau du museau de tanche il existe une cicatrice de la forme d'un Y, située transversalement ; à l'union des trois branches de l'Y existe un orifice entouré de bourgeons charnus par lequel le cathéter utérin pénètre à 5 centimètres 1/2.

Au toucher, on trouve l'utérus à sa place normale. Si l'on invite la malade à pousser tandis que le doigt est maintenu sur le col, celui-ci ne manifeste aucune tendance à descendre.

Observation II.

(Communiquée par M. le Dr Gallard, médecin de l'Hôtel-Dieu.)

Allongement hypertrophique de la portion sus-vaginale du col de l'utérus chez une jeune fille encore vierge. — Opération : évidement conoïde du col. — Guérison.

La nommée Henne (Elvire), âgée de 20 ans, marchande de beurre, entre à l'Hôtel-Dieu le 9 avril 1885, dans le service de M. le Dr Gallard (salle Sainte-Marie, n° 18).

Elle est de taille moyenne, peu corpulente ; l'abdomen n'est pas gros et elle ne présente pas de hernie.

Réglée à 14 ans sans difficultés ; les premières règles sont assez abondantes, mais ne durent que deux ou trois jours.

Pendant deux ou trois ans les époques reviennent avec la

même régularité, sans douleur, et n'apportent aucun changement à la santé ou au caractère de la malade.

De 17 à 18 ans, la menstruation paraît se déranger un peu ; la malade restait quelquefois de trois à six mois sans rien voir.

De 18 à 20 ans l'aménorrhée disparut et la menstruation reprit son cours régulier, sauf quelques retards insignifiants. Jamais de pertes blanches dans l'intervalle des règles.

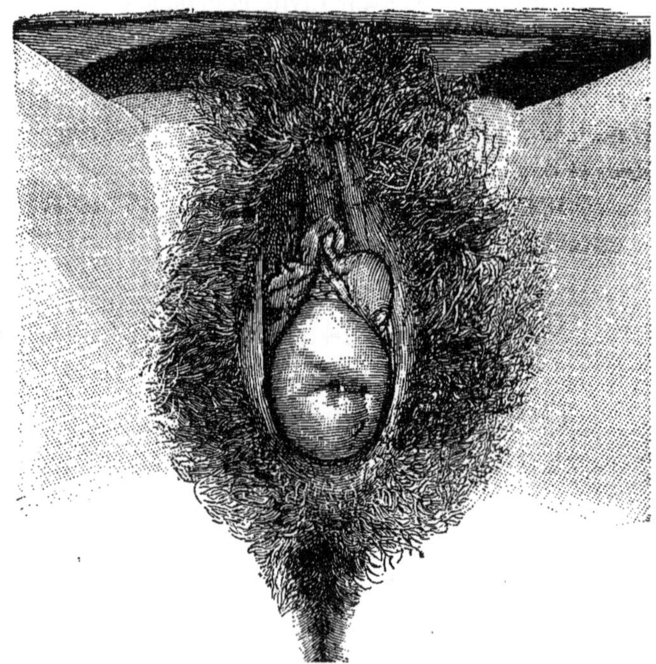

Fig. 6.

Jamais la malade ne s'est aperçue qu'il se fût fait un changement du côté des organes génitaux internes. Parfois cependant, surtout dans ces derniers temps, la malade se plaignait le soir de pesanteur dans le bas-ventre; mais elle attribuait cela à la fatigue.

Il y a deux mois, la malade fut réglée comme d'habitude, et dans le courant du mois fut reprise deux fois de pertes sanglantes assez abondantes, et s'arrêtant toutes seules après deux ou trois jours. Pour ces pertes, et sur le conseil d'une personne, la jeune malade alla consulter un médecin de la ville, Mme Guéneau, et c'est alors seulement qu'on s'aperçut de la modification qui s'était faite du côté de l'utérus. L'organe est à la vulve et une tumeur ayant à son centre l'orifice utérin sort à travers les grandes lèvres quand la malade marche quelque temps ou fait un effort (fig. n° 6). Mme Guéneau amena sa malade consulter M. Gallard, et l'on porte le diagnostic d'hypertrophie sus-vaginale du col utérin. C'est pour cette affection que la jeune malade entre dans le service pour y être opérée.

M. Gallard a pris les dimensions de la cavité utérine : 10 centimètres et demi.

18 avril 1885. Opération faite par M. Pozzi. On enlève 5 centimètres et demi du col.

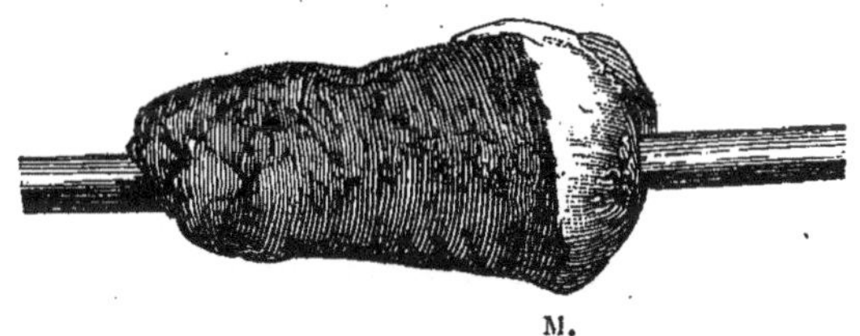

Fig. 7.

Morceau du col enlevé vue par sa face supérieure.

Un cathéter introduit dans la cavité du col montre sa direction.

M, museau de tanche.

L'opération est facile par suite du volume de l'organe très franchement hypertrophié.

Un petit tampon de coton hydrophile trempé dans la vaseline et saupoudré d'iodoforme est introduit dans la cavité créée par l'opération et constitue tout le pansement.

Dans la journée une perte de sang légère survient et nécessite un tamponnement plus actif.

Le 19. L'hémorrhagie s'est arrêtée facilement ; on retire les tampons. La malade a un peu de fièvre. Température, 38°,2.

Elle se plaint de légères douleurs au niveau de l'utérus. Bouillon, potages.

Le 22. Tout va bien. La fièvre est presque nulle. Les douleurs ont disparu ; cependant on interdit à la malade de faire des mouvements pouvant amener une modification du côté de la plaie. On sonde la malade pour lui éviter le moindre dérangement.

Le 27. Cicatrisation en bonne voie. L'appétit est bon.

8 mai. La malade se lève, marche facilement et n'éprouve aucune douleur.

Le 16. La malade s'en va absolument guérie ; il n'y a plus la moindre tendance à la procidence de l'utérus ou du vagin. Cependant M. Gallard lui conseille de quitter sa profession qui l'oblige de rester debout depuis cinq heures du matin jusqu'à onze heures du soir.

Observation III.

(Recueillie dans le service du Dr Gallard, à l'Hôtel-Dieu, et publiée par M. Olivier, alors interne du service, dans les *Annales de gynécologie*. Octobre 1881.)

Allongement hypertrophique de la portion sus-vaginale du col de l'utérus. — Evidement conoïde du col. — Guérison.

La nommée Lun (Jeanne), âgée de 65 ans, et exerçant la profession de blanchisseuse, entre le 14 juin 1881, dans le service du Dr Gallard, à l'Hôtel-Dieu. Cette femme fut réglée à 16 ans, et ses règles furent toujours régulières. Elle eut trois enfants ; les deux premiers accouchements se firent facilement, mais le troisième fut laborieux, dura trois jours, et il fallut le terminer par la version podalique. Ce dernier accouchement eut lieu à l'âge de 42 ans, et à partir de ce moment les règles ne reparurent plus.

Depuis cette époque, sa santé fut parfaite. Cependant elle dit que, de temps en temps, lorsqu'*elle travaillait trop*, elle souffrait un peu dans le bas-ventre, ce qui n'arrivait jamais avant son dernier accouchement.

Il y a deux ans, en faisant un effort violent pour soulever une cuve, elle ressentit une douleur assez vive dans le bas-ventre, et une tumeur apparut brusquement à la vulve. Elle fut forcée de cesser son travail et de se coucher ; au bout de quelques heures elle réussit à faire rentrer la tumeur, et les douleurs cessèrent aussitôt.

Depuis cette époque, chaque fois que la malade reste quelques instants debout, le prolapsus reparaît et rend la marche pénible et douloureuse ; en même temps elle éprouve une sensation de pesanteur sur le périnée, et chaque pas détermine l'apparition d'élancements qui s'irradient jusque dans les aines. Bientôt se montrèrent des pertes jaunâtres, très abondantes et parfois fétides, qui l'incommodaient beaucoup. Depuis l'apparition de la tumeur à la vulve, la malade a des envies fréquentes d'uriner, mais la miction est difficile et parfois douloureuse, et elle nous dit que quelquefois elle ne peut arriver à uriner qu'après avoir fait rentrer la tumeur.

La constipation est très habituelle et parfois très opiniâtre. La santé générale est restée bonne.

L'examen local nous donne les renseignements suivants : la paroi abdominale permet, par sa souplesse, l'exploration facile du petit bassin.

Par le palper, on sent en arrière du pubis une tumeur arrondie et mobile qui paraît être le fond de l'utérus. Les annexes ne présentent rien de particulier. Le doigt, introduit dans le vagin, rencontre presque immédiatement le col utérin, qui est gros et de consistance assez dure. La lèvre antérieure est proéminente ; la lèvre postérieure, moins volumineuse, semble fuir en arrière. L'orifice est entr'ouvert ; mais, comme son pourtour n'est pas ramolli, le doigt ne peut y pénétrer.

La surface du col est saine, on n'y sent pas d'ulcération. Si on pratique la palpation en même temps que le toucher, on peut s'assurer que la tumeur que l'on sent en arrière du pubis est bien le fond de l'utérus, car on peut faire facilement mouvoir l'utérus entre ses deux mains.

Les culs-de-sac sont souples, libres, et ont leur profondeur normale. On place alors la malade sur un lit à spéculum, les jambes fortement écartées, et on lui ordonne de pousser ; on voit immédiatement le col apparaître à la vulve, mais il la dépasse à peine. On saisit alors le col et, malgré des tractions répétées, on n'arrive pas à l'abaisser davantage. On peut alors constater de visu qu'il est augmenté de volume, mais qu'il n'est pas allongé dans sa portion intravaginale. En effet, en avant, le vagin s'insère à 2 centimètres du bord libre de la lèvre inférieure, et en arrière à 1 centimètre et demi. Son volume est augmenté, avons-nous dit; en effet, il mesure d'avant en arrière 52 millimètres et dans le sens transversal 40 millimètres. Ces mesures ont été prises avec le compas d'épaisseur. En abaissant autant que possible la lèvre antérieure du col, on remarque que la paroi vaginale a été entraînée. On introduit alors une sonde de femme en argent, et on est forcé de porter très fortement le pavillon en haut, pour obtenir quelques gouttes d'urine; on cherche dans l'épaisseur de la paroi vaginale herniée le bec de la sonde, et on le sent presque immédiatement à l'entrée du vagin en avant de l'insertion vaginale du col. Il y a donc cystocèle vaginale, ce qui explique les difficultés d'uriner éprouvées par la malade, lorsque le col était à la vulve.

M. Gallard pratique ensuite le toucher rectal, et il constate qu'il y a un peu de rectocèle vaginale. On introduit la sonde dans la vessie, et M. Gallard cherche à sentir le bec à travers la paroi rectale. Ses essais sont infructueux, l'utérus se trouve interposé entre la sonde et son doigt. Il introduit enfin un hystéromètre dans la cavité utérine; cet instrument s'y enfonce de 105 millimètres.

Après avoir retiré son hystéromètre, il essaie de réduire l'utérus ; celui-ci se laisse d'abord refouler, mais bientôt on se sent arrêté par une résistance qu'on ne peut surmonter ; c'est à peine s'il est remonté de 3 à 4 centimètres. La présence du fond de l'utérus en arrière alors que le col est à la vulve, le résultat du cathétérisme utérin, permettent de rejeter immédiatement l'idée d'un prolapsus de l'utérus. Il y a cependant un certain degré de prolapsus, mais il est ici certainement secondaire. Nous ne pouvons avoir affaire qu'à une hypertrophie du col de l'utérus.

Nous ne confondrons pas l'allongement hypertrophique de la portion sus-vaginale du col, auquel nous avons affaire dans ce cas, avec celui de la portion sous-vaginale, parce que dans ce dernier il n'y a pas de refoulement de la vessie et du rectum, pas même du vagin, dont la cavité est augmentée ; de plus, le col qui dépasse la vulve ne peut rentrer dans le vagin. Or, nous avons vu plus haut que, chez notre malade, on pourrait faire rentrer le col dans le vagin, et qu'il y restait, pourvu que la malade gardât la position couchée.

Quel traitement fallait-il appliquer à cette affection ? M. Gallard pensa immédiatement à faire l'amputation conoïde du col, selon le procédé d'Huguier. On pourrait cependant discuter l'opportunité d'une opération qui, sans être très grave, pouvait néanmoins offrir des dangers, étant donnée la proximité du péritoine et de la vessie, et objecter l'âge de la malade.

Un certain nombre de raisons sérieuses militaient en faveur de l'opération.

Tout d'abord la maladie avait débuté après la ménopause, et il y avait bien peu de chances pour qu'elle s'arrêtât dans sa marche. Ensuite, la gêne qu'imposait la tumeur tant par son volume que par les douleurs et les tiraillements, était assez insupportable pour que cette femme qui, quoique âgée, vivait de sa profession, ne reculât pas devant une opération même dangereuse, dans l'espoir d'obtenir sa guérison.

Un traitement général quelconque n'aurait été d'aucun effet sur une pareille affection. Il eût été impossible de maintenir la tumeur avec un pessaire, étant données la très grande largeur de l'orifice vaginal, la mollesse des tissus et le peu de profondeur des culs-de-sac vaginaux. On pourrait encore songer à faire l'occlusion de la vulve, soit au moyen de sutures, comme le conseille Fricke, soit au moyen de cautérisations profondes et répétées, comme l'a fait Gaillard, de Poitiers, dans un cas de prolapsus. Ce moyen est bon lorsqu'il s'agit de maintenir seulement un utérus qui tombe; mais, dans l'allongement hypertrophique du col, celui-ci viendra butter contre l'obstacle, et si cet obstacle est insurmontable, il en résultera des pressions douloureuses qui auront pour conséquence d'aggraver les souffrances de la malade au lieu de la calmer.

L'âge de la malade devait faire rejeter toute idée d'autoplastie; car, en effet, si ces opérations réussissent assez bien chez les jeunes femmes, elles manquent presque toujours chez les femmes âgées, dont les tissus ont perdu la vitalité nécessaire pour amener l'accolement des tissus avivés et mis en contact. Restait donc l'opération d'Huguier. C'est ce qui fut décidé. M. Gallard en confia l'exécution à M. Pozzi.

Le 28 juin, M. Pozzi procéda à l'opération de l'évidement conoïde du col.

La partie ainsi enlevée présentait la forme d'un cône dont la base correspondait au museau de tanche. Le cône mesurait 45 millimètres de la base au sommet.

La section du tissu utérin donne lieu à une perte de sang assez considérable; aussi, pour y remédier, dut-on appliquer un certain nombre de pinces à forcipressure. Dans les points où le tissu était dense comme dans les parties où la section avait porté dans l'épaisseur du tissu utérin, l'hémostase fut obtenue en traversant le tissu avec des épingles recourbées en forme de ténaculum, et au-dessus desquelles on enroula un fil de soie. Les épingles furent laissées en place, après qu'on eût eu soin d'en couper la pointe; elles seront plus tard enlevées au moyen d'un fil attaché à leur tête.

Lorsqu'on se fut bien assuré qu'il ne s'écoulait plus de sang, on abandonna le moignon, qui remonta aussitôt dans la cavité du vagin, puis on plaça quatre ou cinq grosses boulettes de charpie imbibées d'eau phéniquée dans le vagin, et le tout fut maintenu à l'aide d'un bandage en T.

Le soir, nous trouvons la malade très calme et ne souffrant pas ; le pouls est à 72, la température à 37°,6, seulement elle n'a pas uriné depuis le matin. Nous la sondons et retirons environ un demi-litre d'urine.

Le lendemain matin, elle se plaint de ressentir quelques coliques; elle n'a pas uriné depuis la veille. Nous la sondons de nouveau. M. Gallard, pensant que cette rétention d'urine pouvait être due à la compression exercée par les boulettes de charpie, nous engagea à en retirer deux, ce que nous fîmes séance tenante. La malade a 80 pulsations et 38° de température.

Le soir, l'état général est bon, quoique la température soit à 38°,2 et le pouls à 80 pulsations; elle a uriné dans le courant de l'après-midi.

30 juin. La nuit a été fort bonne, pas la moindre douleur dans le ventre. Le matin, température 37°,2, pouls 66. Nous retirons les autres tampons et faisons une injection avec de l'eau phéniquée au 40e. A partir de ce jour, la température reste constamment entre 37° et 37°,5. Jamais la malade ne se plaignit de souffrir dans le ventre. Dès le quatrième jour, elle voulut se lever et aller reprendre ses occupations.

3 juillet. Les épingles tombèrent. Malgré notre insistance, se trouvant tout à fait bien, elle voulut sortir le 11 juillet. M. Gallard voulut, avant son départ, se rendre compte de l'état de la cicatrisation; il pratiqua l'examen au spéculum, mais en prenant de très grandes précautions.

Voici ce qu'il constata : la cicatrisation du col est commencée, mais fort peu avancée; la surface est rouge, non saignante et de bon aspect. En avant et tout autour du col, la paroi vaginale est presque comme au premier jour; la cicatrisation y est à peine ébauchée.

Le 22. Le mari de notre malade vint nous demander de vouloir bien la reprendre, nous disant que depuis sa sortie elle était tombée en enfance.

Nous la reprîmes volontiers, désireux que nous étions de suivre les progrès de la guérison de l'opération. Elle présentait, en effet, tous les signes d'un ramollissement cérébral.

La maladie fit des progrès rapides; dès les premiers jours du mois d'août, elle tomba dans une somnolence continuelle, dont on la tirait avec beaucoup de peine. Elle s'éteignit dans le coma le 22 août. Pendant cette période, il nous avait été impossible de faire l'examen au spéculum, étant donné l'état de la malade. Aussi tenions-nous beaucoup à en faire l'autopsie aussi complète que possible. Malheureusement la famille fit opposition, et nous dûmes nous contenter de l'examen des organes génitaux que nous pûmes obtenir.

En voici la description :

Nous ouvrîmes le vagin par sa partie postérieure jusqu'au niveau du col, et, après avoir rabattu la paroi de chaque côté, voici ce que nous constatâmes : la paroi vaginale est sectionnée circulairement à environ 2 centimètres en avant du moignon utérin, qui aurait plus tard formé le col. De ce point au moignon la paroi vaginale manque, ou plutôt elle est formée en avant par une lame de tissu cellulaire épaisse de 4 centimètres et par le péritoine, en arrière par cette même lame dont l'épaisseur est moindre, un peu plus de 2 millimètres, et le péritoine. Ce sont ces deux lames qui unissent le vagin à l'utérus.

Le fond postérieur de la paroi inférieure de la vessie s'arrête juste au niveau du point où a été l'incision antérieure. La surface de section du col utérin est en voie de cicatrisation, et il y a déjà une rétraction très notable des tissus. Cette rétraction ne s'est probablement pas faite régulièrement, car il nous a été impossible de faire pénétrer un stylet dans l'utérus. Cependant le canal cervical n'est pas bouché, car, en comprimant l'utérus, nous arrivons à faire sortir un mucus rougeâtre. Ce qui reste de l'utérus ressemble absolument à un utérus normal ; il ne paraît nullement hypertrophié.

En voici d'ailleurs les dimensions, qui ont été prises au compas d'épaisseur : diamètre étendu de la base au sommet de l'organe, 70 millimètres; le plus grand diamètre transversal qui s'étend d'une trompe à l'autre mesure 41 millimètres; enfin, le diamètre antéro-postérieur, mesuré au niveau de la partie la plus épaisse du corps, est de 23 millimètres.

Nous prenons ensuite les dimensions de ce qui reste du col, à 1 centimètre environ au-dessus de la surface libre, et nous trouvons : diamètre antéro-postérieur, 30 millimètres ; diamètre transversal, 28 millimètres.

Il y a donc une rétraction.

Nous ouvrons alors l'utérus par son fond, et nous introduisons un stylet dans sa cavité; après quelques tâtonnements, il pénètre dans le col; il n'en sort qu'avec difficulté et en déchirant un peu le tissu.

Nous achevons la section de l'utérus sur sa surface postérieure, et nous constatons que le canal cervical est notablement rétréci, et, de plus, dévié à droite. L'utérus est parfaitement sain et ses parois ont l'épaisseur normale.

Nous avons pratiqué l'examen histologique de la portion du col qui a été enlevée. Après en avoir fait séjourner des parcelles dans l'alcool, puis dans la gomme picriquée, puis dans l'alcool, jusqu'à durcissement, nous avons enfin fait des coupes que nous avons colorées au picro-carmin. Voici ce que nous avons constaté : le tissu est constitué par des fibres musculaires lisses en nombre extrêmement considérable. Ces fibres ont des dimensions beaucoup plus grandes qu'à l'état normal. Elles sont reliées entre elles par une quantité de tissu conjonctif plus grande que celle qu'on trouve dans un utérus sain. A voir ce tissu, on se croirait en présence d'une coupe de tissu utérin prise sur un utérus en état de gestation. Il est traversé par un grand nombre de vaisseaux dilatés remplis de sang. Enfin, il est sillonné de glandes en grappes extrêmement ramifiées et développées.

En résumé, nous sommes en présence d'hyperplasie de tous les tissus entrant dans la structure de l'utérus : muscles, glandes, tissu conjonctif, sans que leurs rapports réciproques soient modifiés d'une manière notable.

Observation IV.

(Publiée par M. G. Rotillon dans sa thèse. Paris, 1879.)

Allongement hypertrophique de la portion sus-vaginale du col de l'utérus. Renversement du vagin. Cystocèle vaginale. Evidement conoïde du col. Guérison.

La nommée Vincent (Clémence), journalière, âgée de 52 ans, entre le 22 octobre 1878, à l'hôpital Lariboisière, couchée au lit n° 3 de la salle Sainte-Jeanne.

Il y a huit ans la malade s'aperçut en faisant un effort qu'elle avait une chute de la matrice. Elle se mit à porter des pessaires; mais il lui fut impossible d'en continuer l'usage à cause de la douleur qu'ils lui causaient. Les ayant mis de côté, la matrice et les boyaux (pour se servir de son expression) continuèrent à sortir.

A son entrée à l'hôpital, elle se montre avec une tumeur, recouverte par une muqueuse rosée, présentant à son sommet l'orifice du col. Elle a également une cystocèle vaginale et une rectocèle.

La miction et la défécation sont gênées. Le col de l'utérus est à 10 centimètres au-dessous de l'orifice vulvaire, recouvert par le vagin renversé en contact avec l'air, les vêtements et toutes les sécrétions de l'appareil génito-urinaire; aussi présente-t-il quelques excoriations. La muqueuse vaginale se continue sur ses marges sans ligne de démarcation.

Au toucher vaginal, on contourne facilement la portion sous-vaginale du col et sur toute sa périphérie les culs-de-sac formés par l'insertion de la muqueuse vaginale. On trouve diminuée la longueur du vagin en introduisant le doigt entre les deux replis de la muqueuse vaginale et, en le promenant autour de la tumeur, on a la sensation d'un long cylindre dur comme un col de bouteille se continuant avec la portion sous-vaginale du col et remontant très haut.

Le corps de l'utérus est à sa place. Le toucher rectal donne la sensation d'un corps ferme et allongé remplissant le vagin et se continuant avec le corps de l'utérus.

Le cathétérisme vésical se fait facilement ; mais en dirigeant en bas le bec de la sonde que l'on sent arriver dans la partie antérieure et supérieure de la tumeur.

Le cathétérisme utérin est facile et la sonde utérine pénètre profondément ; on note 14 centimètres d'étendue de l'orifice externe du col au fond de l'utérus.

La réduction de l'utérus se fait difficilement et ne se maintient pas ; celles de la vessie et du rectum se font plus facilement ; cette dernière se maintient mieux réduite que la première, qui se reproduit spontanément dès que la malade tousse.

Amputation conoïde faite par M. Pozzi le 11 novembre. La portion du col enlevée a la forme conique et mesure 5 centimètres.

Le 5 décembre, la malade, guérie, quitte l'hôpital. On lui a placé un pessaire Borgniet qui maintient parfaitement l'utérus en place et remédie du même coup à la cystocèle.

Le 31 juillet 1879, nous nous sommes rendu au domicile de cette femme pour prendre de ses nouvelles, et nous avons appris que pendant les six mois qui suivirent l'opération, elle s'était mieux portée que jamais, puis qu'elle était partie en Bourgogne, où elle réside maintenant. Nous aurions voulu nous rendre compte de l'état local, que nous devions soumettre à l'examen de M. Pozzi ; mais nous avons le regret d'en avoir été empêché par une impossibilité matérielle.

DEUXIÈME TYPE CLINIQUE.

Allongement par élongation ou consécutif de la portion sus-vaginale du col utérin.

ÉTIOLOGIE. — PATHOGÉNIE.

L'allongement de la portion sus-vaginale du col utérin, avons-nous dit au début de cette étude, peut se présenter sous un autre type tout différent de celui que nous venons de décrire. Dans cette variété, un peu moins fréquente que la précédente, l'élongation du col, au lieu d'être idiopathique et de préexister au renversement du vagin, semble au contraire être le résultat de la chute de ce conduit qui, se portant d'abord vers l'orifice vulvaire, tire dans tous les sens sur le col à son point d'insertion, finit par se prolapser complètement au dehors de cette ouverture et amener avec lui le museau de tanche, tandis que le fond de l'utérus reste à peu près à sa place normale. Cette cause d'élongation de la portion sus-vaginale du col signalée par Cruveilhier et admise par Spiegelberg (1) a été dernièrement l'objet de nos études sous la direction de notre maître, M. Pozzi, à l'hôpital de Lourcine.

Normalement l'extrémité supérieure du vagin s'attache solidement sur tout le pourtour du col de l'utérus, qui l'embrasse et avec lequel elle se continue par l'inter-

(1) Spiegelberg. Arch. f. Gyn., t. V, 1873.

médiaire des fibres lisses, qui appartiennent à ces organes et se prolongent de l'un dans l'autre.

Les causes qui prédisposent le vagin à tomber en prolapsus sont toutes celles qui peuvent altérer la tonicité de ses tissus, ou affaiblir ses moyens d'attache. Mais tout d'abord nous devons admettre l'existence d'une prédisposition individuelle chez certaines femmes à tempérament lymphatique et mou, avec tendance à l'obésité, dont les chairs présentent une grande flaccidité, surtout les tissus musculaire et aponévrotique, et chez lesquelles on note assez souvent la coexistence de hernies. Scanzoni (1), qui insiste avec raison sur ce point, dit avoir eu l'occasion de traiter, une femme, âgée de 65 ans, qui présentait outre une chute complète du vagin et de l'utérus, une éventration de la ligne blanche plus grosse que le poing, une hernie inguinale droite, une hernie crurale gauche et une procidence du rectum de la grosseur du poing.

Chez la malade qui fait l'objet de l'observation V, nous notons également une hernie ombilicale du volume d'une tête de fœtus coïncidant avec une élongation de la portion sus-vaginale du col amenée par la chute du vagin.

Comme causes efficientes viennent ensuite une constitution débile, l'infiltration œdémateuse du système génital pendant la grossesse et enfin les accouchements répétés et à courts intervalles, qui en sont la cause de beaucoup la plus fréquente.

En effet, la multiparité et les parturitions difficiles

(1) Scanzoni. Traité pratique des maladies des organes sexuels de la femme. Trad. par Dor et Socin. Paris, 1858.

sont les causes déterminantes les plus manifestes, particulièrement chez les femmes qui vont atteindre l'âge de la ménopause, ainsi qu'on peut le voir en lisant les auteurs et les observations publiées dans ce travail. La distension à laquelle le vagin est soumis dans ces conditions dépassant le degré de son élasticité, il devient trop long pour les limites qui lui sont assignées, et c'est ainsi que se produit souvent le prolapsus ; le ramollissement que la grossesse imprime au tissu conjonctif facilite encore cette disposition.

Les imprudences à la suite des couches tendent tout naturellement à aggraver cet état. La femme quitte le lit trop tôt, se livre aux soins du ménage ou même à la reprise prématurée de son travail professionnel, souvent pénible, exigeant parfois des efforts incessants et même la station verticale ; l'utérus cependant n'est pas encore tout à fait revenu sur lui-même, les parois vaginales n'ont pas repris leur tonicité et leur élasticité première, alors la maladie s'établit.

Le fœtus, à son passage par le conduit vulvo-utérin pendant le travail, occasionne des compressions et des frottements sur les parois vaginales ; ajoutez à cela les manœuvres et les tractions que l'accoucheur exerce soit avec la main seule, soit à l'aide des instruments ; toutes ces violences amènent souvent la laxité et l'affaiblissement des moyens de contention du vagin. Nous constatons alors la destruction presque entière de l'hymen, la dilatation de l'anneau vulvaire, le déchirement du vagin sur les côtés de sa colonne postérieure, ainsi que le relâchement de ses attaches au plancher périnéal.

Ces lésions concourent donc à enlever tout point d'appui à la fosse naviculaire, qui ne peut plus contribuer, non plus que la fourchette, à l'occlusion du vagin; pour peu alors que les parois vaginales soient soumises à une pression exagérée, elles peuvent s'abaisser, car il n'existe plus aucune résistance capable de s'opposer à cette chute.

La paroi postérieure du vagin peut encore, d'après Hegar et Kaltenbach (1), constituer au début un coussin qui résiste à l'abaissement de la cloison vésico-vaginale, mais ici la dilatation de la vessie par l'urine agit défavorablement.

On sait que le prolapsus du conduit vulvo-utérin ne porte presque jamais que sur la paroi antérieure ou la paroi postérieure. Les parties latérales n'y participent pas, ce qui s'explique par la structure de ce conduit, dont les changements de diamètre ont toujours lieu aux dépens des parois antérieure et postérieure.

Le prolapsus du vagin peut se produire sans amener l'élongation de la portion sus-vaginale du col de l'utérus, ni le déplacement de celui-ci et des autres organes pelviens. Cette procidence partielle du conduit vulvo-utérin paraît dépendre, comme le fait justement observer West (2), d'une sorte d'hypertrophie de ce conduit survenue pendant la gestation et persistant après l'accouchement par défaut d'involution. Par suite de cet état, le vagin ne peut plus rester dans les limites qui

(1) Hegar et Kaltenbach, loc. cit.

(2) West. Leçons sur les maladies des femmes, trad. de l'anglais, par Charles Mauriac, Paris, 1870.

lui sont fixées ; alors un de ces replis et souvent même le cylindre entier dans sa partie inférieure tend à s'échapper de la vulve; lorsque la malade marche ou se livre à quelque effort.

Mais, dans l'immense majorité des cas, la chute des parois vaginales s'accompagne du déplacement d'un ou de plusieurs des organes circonvoisins, vessie, rectum, anse intestinale, utérus et quelquefois ce dernier organe restant fixé à sa place, elle peut déterminer une élongation passive de la portion sus-vaginale du col utérin. En outre, ces viscères pelviens, non seulement sont entraînés par le vagin dans sa chute, mais encore ils contribuent à la produire en soulevant de leur côté, par suite de la pression intra-abdominale, les parois de ce canal déjà relâchées, flasques et même procidentes par le fait des causes que nous avons énumérées plus haut.

La base de la cloison recto-vaginale généralement ne se trouvant pas intacte et n'offrant aucune résistance, la paroi antérieure du rectum, dans les cas que nous envisageons, participe au prolapsus du vagin.

Il en est de même en ce qui concerne la cavité de Douglas. En outre une anse intestinale peut s'insinuer dans ce cul-de-sac péritonéal, descendre plus ou moins dans le conduit vulvo-utérin et constituer une entérocèle vaginale.

Le bas-fond de la vessie, en vertu des adhérences qui l'unissent au vagin, accompagne toujours cet organe dans sa chute, et la cystocèle vaginale doit précéder même l'abaissement passif de l'utérus dans le cas où celui-ci peut avoir lieu.

Sur ce sujet d'ailleurs, nous avons trouvé, dans un travail consciencieux et intéressant à la fois du Dr Em. Bourdon (1), le passage suivant : « Si l'on admet avec Aran que l'utérus soit suspendu dans le vagin par les ligaments utéro-sacrés et ne prenne pas normalement un véritable point d'appui sur le plancher péritonéal, les déchirures ou l'affaiblissement du périnée ne sont pour cet organe une cause de prolapsus qu'en rendant d'abord possible la chute de la vessie, qui l'entraîne ensuite grâce à son adhérence avec lui ; dans les cas de rupture du périnée, la cystocèle doit donc précéder le prolapsus utérin. »

A l'état normal, en effet, l'utérus est fixé dans sa position au milieu de la symphyse pubienne par les ligaments utéro-sacrés auxquels est surtout dévolu le rôle d'agent suspenseur, et il repose seulement sur le vagin. Les ligaments ronds et larges comme agents de suspension ne jouent qu'un rôle accessoire et tout à fait secondaire. Il est donc évident que si les ligaments utéro-sacrés (sacro-lombaires de Huguier) n'ont pas subi d'altération dans leur structure, la chute vraie de la matrice ne saurait être produite par le seul fait de la procidence du vagin et de la cystocèle qui s'y joint. Sans leur affaiblissement préalable, la chute de la matrice est impossible ; tous les autres moyens de suspension ou de soutien, ligaments larges, ligaments ronds, vagin, périnée sont des quantités négligeables par rapport à eux.

Au reste, les expériences entreprises par MM. Bastien

(1) Voyez, Bull. de thér., t. 86, 1874.

et Legendre (1) le prouvent suffisamment. Dans les abaissements artificiels de l'utérus que ces anatomistes distingués ont réussi à produire sur le cadavre, après avoir employé une force de 25 à 50 kilogrammes, ils ont toujours noté le tiraillement et l'éraillement des replis de Douglas. « On ne saurait donc douter que la résistance normale des tissus du sujet vivant soit supérieure à celle du cadavre, et, à ce point de vue, la force considérable nécessaire dans les expériences de Legendre et Bastien nous fait comprendre la rareté relative du prolapsus utérin. Elle nous montre que, sans une prédisposition spéciale, la chute de l'utérus est impossible (2). »

Alors, qu'advient-il?

Si les ligaments utéro-sacrés cèdent aux tiraillements exercés sur le col de l'utérus au-dessous de leurs insertions par les parois du vagin et par le bas-fond de la vessie déjà procidents, on verra s'établir une véritable chute de la matrice compliquée de cystocèle et moins souvent de rectocèle. Mais s'ils résistent à ces tractions, le col, tiré en bas, cède progressivement, et la portion sus-vaginale s'allonge et elle s'amincit. « Si on tient compte de la congestion vasculaire qui se produit à ce moment, on conçoit qu'il existe deux facteurs ayant une action inverse, le premier provoque de l'atrophie, le second de l'hypertrophie. Suivant que l'action de tel ou

(1) Bastien et E.-Q. Legendre. De la chute de l'utérus, thèse de concours pour l'agrégation, 1860.

(2) Siredey et Danlos. Nouv. Dict. de méd. et de chir. prat art. Utérus.

tel de ces deux facteurs prédomine, le résultat final sera bien différent (1). »

S'il ne se produit pas une hyperhémie intense, si l'utérus ne devient pas le siège d'un processus phlegmasique lent et chronique, la partie sus-vaginale du col restera mince et comme filiforme, et nous verrons se constituer une simple élongation de cette portion naturellement non hypertrophique et consécutive à la chute du vagin, à la cystocèle et à la rectocèle vaginales. Si, au contraire, plus tard un travail inflammatoire lent et continu se déclare dans ce tissu soumis à cette sorte d'élongation mécanique, sans avoir nécessairement subi ce ramollissement dont parle Huguier (2), à l'élongation simple peut s'ajouter un certain degré d'hypertrophie congestive.

Toutefois, à propos de la résistance des ligaments utéro-sacrés aux tiraillements du vagin, nous devons ajouter, avec MM. Siredey et Danlos (3), que le plus souvent cette résistance n'est pas nulle, mais insuffisante, d'où la production des cas mixtes, très communs dans la pratique, dans lesquels on observe à la fois l'abaissement de l'utérus et l'élongation de la portion sus-vaginale du col de cet organe.

(1) Hégar et Kaltenbach. Loc. cit.

(2) Car on a observé des élongations de l'utérus non préalablement ramolli dans les cas de tumeurs des ovaires ou des annexes tiraillant le corps de cet organe dans un sens ou dans l'autre. (Voir Hemberger, Bull. de a Soc. anat., 1876, mars et Clin. obstét. et gyn., par sir James Simpson, trad. de Chantreuil, 1874, p. 594.

(3) Siredey et Danlos. Loc. cit.

SYMPTOMATOLOGIE.

Les accidents généraux causés par cette forme clinique d'élongation sus-vaginale due au prolapsus du vagin, à la cystocèle et à la rectocèle qui l'accompagnent, ne diffèrent pas essentiellement de ceux que nous venons d'étudier, mais ils sont plus prononcés et plus nombreux. C'est encore un sentiment de pesanteur au périnée avec besoin de pousser ; des douleurs et des tiraillements dans les lombes et même dans la région du bas-ventre et aux aines, qui augmentent par la marche ou un exercice fatigant ; une sensation de vide dans la région pelvienne et anale quand la malade est debout. Si elle vient à faire un effort même léger, dit Huguier, il lui semble que tous les viscères vont s'échapper par le détroit inférieur du bassin ; le prolapsus reparaît et rend la marche pénible et douloureuse. La crainte et l'effroi qu'une pareille sensation inspire font que certaines malades gardent le lit indéfiniment. Chez la plupart également on rencontre des symptômes sympathiques du côté des organes digestifs, des tiraillements dans l'épigastre, des douleurs cardiaques, du météorisme abdominal et d'autres troubles généraux variés qui s'expriment par des manifestations hystériformes et chloro-anémiques. En même temps on remarque une leucorrhée plus ou moins abondante due à un catarrhe chronique de la muqueuse utérine. Le liquide qui s'écoule est épais, filant, visqueux, puriforme ou séro-sanguinolent.

Le flux cataménial subit des troubles morbides et les ménorrhagies ou même les métrorrhagies sont fréquentes par le fait de l'hyperhémie.

L'élongation du col, jointe à la cystocèle et à la rectocèle vaginales, rend les rapports sexuels douloureux et même impossibles.

Les envies d'uriner sont très fréquentes ; la miction est suivie de sensation douloureuse et de ténesme vésical ; pour l'accomplir, la malade est obligée de prendre les positions les plus variées et de recourir quelquefois à des manœuvres très compliquées, qui consistent principalement à refouler en arrière et en haut la tumeur, de façon à redresser l'inflexion qu'a subie le canal de l'urèthre à la suite de la hernie vésicale. Le jet d'urine est déformé ; l'urine s'écoule en bavant, retombe sur la tumeur, les cuisses, la paroi abdominale, et elle devient une cause d'irritation, de démangeaisons insupportables, de taches ecchymotiques et même parfois d'ulcérations, qui s'observent sur la muqueuse vaginale prolabée et sur le museau de tanche lui-même (Gallard). Ces ulcérations, sans cesse souillées et irritées par les sécrétions utérines et par l'urine, sont très longues et rebelles à se cicatriser.

Parfois on observe une véritable dysurie, surtout de l'incontinence, mais quelquefois aussi de la rétention. Par ce fait, dans la portion herniée de la vessie, il peut séjourner une certaine quantité d'urine qui peut entraîner la formation de petits calculs, et consécutivement peut se déclarer une cystite calculeuse.

Les accidents vésicaux peuvent même se propager vers les uretères, les calices, les reins et provoquer à leur suite des symptomes urémiques d'une haute gravité.

La constipation est habituelle, et par son opiniâtreté même peut déterminer une chute du rectum et des hémorrhoïdes. Le séjour des matières fécales dans l'ampoule rectale dilatée peut provoquer la formation d'un abcès stercoral et d'une fistule. Cependant il peut y avoir de l'incontinence des matières fécales par suite d'un relâchement du sphincter anal ou de déchirure du périnée.

Lorsque, pour arriver à la connaissance exacte de la maladie, on porte ses investigations du côté des organes génitaux, on trouve, à l'orifice vulvaire et dépassant cette ouverture de plusieurs centimètres, une tumeur dont la forme est sphérique ou pyriforme et un peu aplatie transversalement, de telle sorte que cette tumeur offre deux saillies globuleuses : l'une en avant, l'autre en arrière, beaucoup moins marquée que la première; à son extrémité inférieure, elle présente un orifice par lequel s'écoulent des mucosités et des glaires.

Le vagin prolabé enveloppe la totalité de la tumeur; sa muqueuse devient, à l'air et au contact avec les vêtements, un peu sèche et rugueuse; en perdant ainsi une partie des caractères distinctifs du tissu muqueux, offre un aspect *quasi* épidermique. A sa surface on note quelques bosselures et, par place, avons-nous dit, des ulcérations plus ou moins profondes. (Voir fig. 8.)

En palpant cette tumeur, on trouve que sa consistance

varie suivant les points que l'on explore ; épaisse, élastique, fluctuante ou semi-fluctuante, en avant elle donne la sensation d'une cavité globuleuse.

Les parties postérieures au contraire sont douces, molles, dépressibles et donnent la sensation d'une cavité

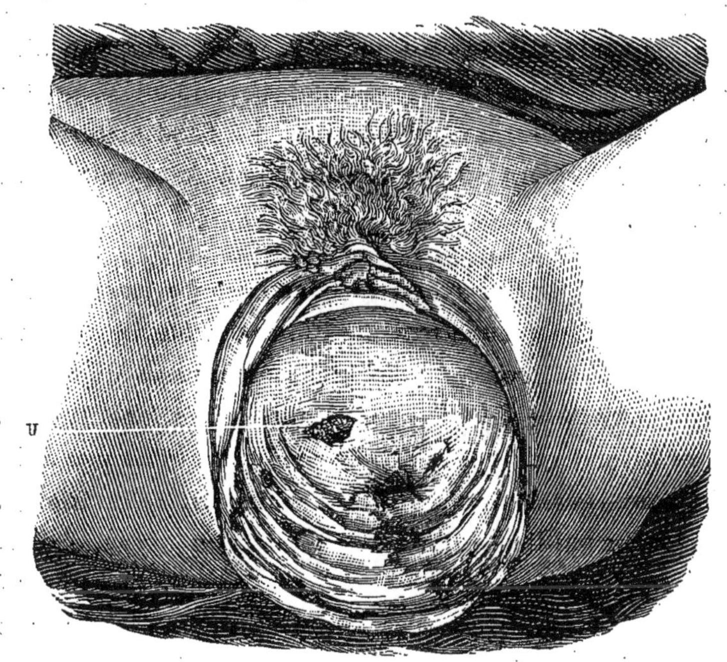

Fig. 8.

Tumeur de forme globuleuse. — Ulcérations de la muqueuse vaginale. U.

vide. Lorsqu'on déprime fortement cette cavité, on rencontre au centre, avec le reste des parties molles, une tige cylindrique un peu plus ferme, mais grêle, mince, qui se prolonge en haut vers le petit bassin et aboutit, en bas, à l'orifice de la tumeur. Ordinairement il est facile de réduire la tumeur en pratiquant le taxis, mais elle ressort entraînée par son poids aussitôt qu'on cesse d'exercer sur elle de la pression.

Ainsi que l'on peut s'en assurer par le cathétérisme vésical, pratiqué au moyen d'une sonde d'homme, la direction du canal de l'urèthre se trouve déviée. En suivant la direction du canal d'avant en arrière, on constate qu'il est dirigé de haut en bas, au lieu de l'être de bas en haut; si l'on fait saillir le bec de cette sonde, on voit que le cul-de-sac vésical descend jusqu'à l'orifice du col et, de plus, qu'il descend de chaque côté, en sorte qu'il l'entoure de trois côtés; le bas-fond de la vessie est donc renfermé dans la partie antérieure de la tumeur, qui subit les variations de volume de ce réservoir. Pendant que l'urine s'écoule on voit, en effet, la cystocèle vaginale diminuer; quelquefois son volume ne change pas; c'est qu'alors la sonde ne pénètre plus jusqu'au point le plus déclive, ou que la vessie est divisée en bissac par un étranglement, qui ne laisse qu'un petit orifice de communication entre ses deux parties.

En introduisant l'index dans le rectum, on peut parfois sentir dans une grande étendue la tige centrale, et, en le recourbant du côté du périnée, on reconnaît que la saillie en arrière, dont nous venons de parler, est formée en partie par la paroi antérieure du rectum qui fait procidence.

En combinant l'exploration hystérométrique au palper abdominal, chez une femme maigre et à parois abdominales flasques ou dépressibles, on sentira nettement le fond de l'utérus, qui se trouve le plus souvent dans un certain degré d'abaissement. La distance qui va de l'orifice inférieur au fond de l'organe, mesurée à l'hystéromètre, atteint facilement 12, 15 et même 24 centimètres dans quelques cas tout à fait exceptionnels.

DIAGNOSTIC.

Le diagnostic offre ici deux questions à résoudre :

1° Y a-t-il une élongation de la portion sus-vaginale du col de l'utérus ou bien une véritable chute de la matrice ? A l'aide de l'hystéromètre et les autres moyens de diagnostic appropriés que nous avons esquissés en étudiant le premier type, on constatera qu'il y a effectivement un certain degré d'abaissement secondaire de l'utérus, mais non une procidence complète de cet organe

2° Le col est-il hypertrophié ou simplement allongé mécaniquement ?

Par la palpation et l'exploration attentive de la tumeur procidente, au moyen du toucher vaginal et rectal et au besoin en pratiquant un double cathétérisme vésical et intra-utérin, on aura acquis bien vite la conviction que le cordon central, c'est-à-dire le col allongé, est d'une grande minceur, et que les parties molles qui l'entourent, vagin en prolapsus, cystocèle et rectocèle, à elles seules constituent la presque totalité de la tumeur. Signalons enfin ce fait sur lequel insiste beaucoup avec juste raison M. Pozzi : dans l'allongement par élongation, la vessie (ainsi que le montre le cathétérisme) descend aussi bas que l'orifice du museau de tanche. Dans l'allongement par hypertrophie, la vessie reste toujours à un niveau plus élevé que l'orifice du col, et une portion plus ou moins grande du col sépare l'hystéromètre du bec de la sonde introduite dans la vessie.

Avant même un examen complet on peut souvent nous ne dirons pas faire, mais préjuger jusqu'à un certain point le diagnostic d'après certaines particularités concomitantes. C'est ainsi que l'hypertrophie vraie sera plus probable chez les femmes non corpulentes et n'ayant pas eu d'enfants. Au contraire, il s'agira presque à coup sûr d'élongation chez les femmes obèses, multipares et âgées, ayant une éventration ou des hernies.

MARCHE ET PRONOSTIC.

La marche de l'élongation sus-vaginale est également lente et progressive. La résistance des ligaments utéro-sacrés aux tractions du vagin et de la vessie herniés sur le col à leurs points d'insertion peut être à la fin complètement vaincue et alors une véritable chute de la matrice peut se produire. En outre le prolapsus vaginal considérable et ancien peut finir par amener l'hypertrophie de la portion sus-vaginale du col utérin à la suite d'un travail inflammatoire lent et progressif (Kiwisch et West), qui pourra à la longue se déclarer dans cette partie de l'organe, ainsi que nous l'avons mentionné à propos de la pathogénie de cette forme clinique de l'affection.

L'élongation sus-vaginale compliquée de cystocèle et de rectocèle n'est pas une affection dangereuse par elle-même, mais elle peut devenir mortelle en amenant des complications fâcheuses, notamment du côté du péritoine.

Des péritonites en effet peuvent survenir à la suite d'un effort tant soit peu violent. La cystocèle jointe à la difficulté de la miction peut être le point de départ d'une inflammation des organes urinaires, vessie, uretères, calice, bassinet et reins. On conçoit que des accidents d'une telle gravité assombrissent singulièrement le pronostic ; ils sont même capables d'amener la mort.

Toutefois si la malade est en situation de se livrer à des soins d'hygiène et de propreté minutieux, la durée de la vie n'est pas sensiblement abrégée, mais l'infirmité existe toujours et condamne la femme jusqu'à la fin de son existence à un repos presque continu.

Les parois vaginales prolapsées sont difficilement maintenues réduites par les pessaires ou les bandages; elles s'échappent presque toujours par les côtés de l'instrument destiné à les maintenir, et la tumeur se trouve alors dans des conditions d'autant plus favorables à l'invasion d'accidents qu'elle est plus volumineuse.

Le pronostic est ici plus fâcheux que dans la forme clinique précédemment décrite, vu que le succès d'une opération anaplastique est quelquefois compromis chez les vieilles femmes, dont l'organisme a perdu la vitalité nécessaire pour amener l'accolement des tissus avivés et mis en contact.

Observation V (personnelle).

Allongement par élongation de la portion sus-vaginale du col. Enorme prolapsus du vagin (cystocèle et rectocèle). Insuccès de l'évidement conoïde.

La nommée Mauguin (Victorine), âgée de 68 ans et sans profession, entre le 30 octobre 1884 dans le service du docteur Gallard, salle Sainte-Marie, à l'Hôtel-Dieu.

Cette femme fut réglée et mariée à 17 ans ; ses règles furent toujours régulières. Elle a eu une première grossesse à 18 ans ; l'accouchement fut normal et les suites de couches sans incident. La seconde grossesse a été régulière, mais l'accouchement, plus laborieux, dura trois jours, et il fallut pratiquer la version podalique pour le terminer.

Pendant 20 ans la malade a été continuellement, soit nourrice, soit enceinte, elle ne cessait l'allaitement que lorsqu'elle commençait une nouvelle grossesse. A l'âge de 21 ans, elle rend une fausse môle, nous assure-t-elle; elle éprouva d'abord les mêmes symptômes que si elle eût été enceinte, puis ce n'est que 5 mois après qu'elle fut prise d'une hémorrhagie considérable et de vives souffrances durant lesquelles elle rendit la môle.

Elle a eu, comme nous l'avons dit, dans un espace de 20 ans, neuf enfants et une fausse couche.

A 46 ans, Velpeau lui place un pessaire ; elle avait été consulter ce chirurgien pour des douleurs de reins ; à cette époque elle sentait une grosseur venir jusqu'à la vulve, mais sans la franchir. On lui place un pessaire à air, mais elle ne peut le supporter.

D'autres pessaires ne peuvent pas tenir.

La ménopause survient sans accident à 53 ans. A l'âge de 62 ans, c'est-à-dire il y a 5 ans, il sortait par la vulve une tumeur aussi volumineuse que celle que nous retrouvons aujourd'hui.

La malade fut prise, à la suite d'un effort, d'une perte de sang qui la décida à entrer dans le service du docteur Tillaux, à Beaujon, où on lui fait une opération qu'elle ne peut bien nous décrire. On lui a réduit la tumeur et placé des fils, dit-elle, mais ils n'ont pas tenu. Toujours est-il qu'elle sort au bout de six semaines dans le même état qu'elle était entrée. Cet état a persisté jusqu'à aujourd'hui sans rien de particulier.

Il y a trois ans, survient à la suite d'un effort, une hernie ombilicale de la grosseur du poing.

Cette malade est très grosse, son ventre est flasque et tombant. Tous les tissus chez elle sont mous.

Elle présente une hernie ombilicale du volume du poing, des varices aux deux jambes, surtout à la jambe gauche. De plus elle est très impressionnable, se met à trembler et à se plaindre dès qu'on veut l'interroger. Il sort de l'orifice vulvaire une tumeur molle, pyriforme, du volume des deux poings, assez facilement réductible, mais ressortant aussitôt, au milieu de laquelle on perçoit une ouverture que l'on reconnaît facilement pour être l'orifice du col utérin.

L'hystéromètre, introduit par cette ouverture, remonte sans obstacle jusqu'au fond de l'utérus, qui se trouve à 16 centimètres et demi de l'ouverture extérieure du col. La tumeur à peine réduite ressort immédiatement au moindre mouvement de la malade et fait en dehors de l'orifice vulvaire une saillie d'environ 7 centimètres sur 5 centimètres de diamètre tranversal, au niveau de cette ouverture. La périphérie de la tumeur est molle et l'on peut néanmoins sentir au centre une partie plus dure ayant la forme d'une tige très mince. Nous sommes en présence d'une chute du vagin accompagnée de cystocèle et de rectocèle et d'une élongation consécutive de la portion sus-vaginale du col de l'utérus avec un certain degré d'abaissement de cet organe.

En effet, une sonde d'homme étant introduite dans le méat urinaire et la concavité de la sonde étant dirigée en avant, on sent fort bien le bec de la sonde qui vient faire saillie jusqu'à l'extrémité antérieure de la tumeur, en avant et sur les côtés ;

de plus, on peut faire jaillir l'urine en comprimant la tumeur. La vessie vient donc former une espèce de cul-de-sac sur le col de l'utérus. Il en est de même de la paroi antérieure du rectum, en arrière, qui entre dans la constitution de la tumeur.

18 novembre. M. Pozzi, à la demande de M. Gallard, procède à l'évidement conoïde du col d'abord, et, dans la même séance, après celui-ci, à la colpopérinéorrhaphie.

La malade est chloroformisée facilement sur un lit à spéculum et placée comme pour un examen ordinaire. Quand elle fut bien endormie, le col fut fixé solidement à l'aide d'une pince de Museux implantée d'avant en arrière sur le col à 2 centimètres environ de son sommet. M. Pozzi dissèque alors en commençant autour de l'orifice externe le cylindre formé par le col utérin allongé. Cette dissection est extrêmement laborieuse, à cause du peu d'épaisseur du col, qui constitue un simple *trajet* entre la vessie et le cul-de-sac recto-utérin. Pendant la dissection, les bords de la plaie sont maintenus écartés par des pinces dites tire-balles.

Il se guide en avant au moyen d'une sonde d'homme introduite dans la vessie, et dont la cavité est dirigée en avant par un aide. En arrière, il se sert de son doigt introduit dans le rectum pour tendre les parties. Arrivé à une hauteur de 5 centimètres, il termine la dissection en donnant à son cylindre la forme d'un cône, ce qui donne une longueur de 5 centimètres de diamètre à la portion enlevée. M. Pozzi introduit dans l'espace creux trois tampons d'ouate imbibés d'eau phéniquée au 50e, dont les fils restent pendants au dehors, et il réduit le tout.

Cette première opération a été faite sans donner beaucoup de sang, ce qui n'a nécessité que l'emploi de trois ou quatre pinces à forcipressure.

Immédiatement après, M. Pozzi commence la deuxième colpopérinéorrhaphie. Un spéculum univalve est introduit dans le vagin et maintenu le manche en avant, de façon à mettre la fourchette et la paroi postérieure du vagin à découvert. Dissection d'un lambeau de la muqueuse de cette paroi ayant la forme d'un triangle isocèle à sommet dirigé en haut et à base curviligne dont la concavité regarde le triangle, avivement et rapprochement des bords de ce triangle par quatre fils en argent faisant des sutures profondes, plus trois sutures superficielles. La partie supérieure du triangle seule n'a pas besoin de points de suture, la rétraction se faisant par le tissu cicatriciel lui-même. Cette deuxième opération a été pénible, à cause de la grande quantité de sang veineux fournie par les parois du vagin.

Le soir même de l'opération, on sortit une éponge phéniquée qui avait été placée dans le vagin, ainsi que les tampons d'ouate, et on fit des injections phéniquées.

26 novembre. Ablation de tous les fils. Les points de suture vaginaux ont manqué ; la suture périnéale se maintient et forme un périnée ayant une hauteur de 3 centimètres, rétrécissant par conséquent beaucoup la vulve. La partie supérieure du triangle présente une plaie dont la surface grisâtre paraît recouverte d'une membrane.

Pendant quelques semaines, on put croire à la guérison : la malade put se lever et marcher sans que la procidence reparut. Mais bientôt après, surtout sous l'influence d'une toux persistante, la tumeur distendit de nouveau la vulve malgré le renfort que lui avait fourni la cicatrice. Après une tentative infructueuse d'épisiorrhaphie due aux mêmes causes, M. Pozzi se contenta de faire porter à la malade une pelote périnéale qui maintient la tumeur réduite.

Observation VI

(Publiée par le Dr Gallard, dans ses Leçons cliniques sur les maladies des femmes, 2e édition, p. 820.)

Allongement par élongation de la portion sus-vaginale du col de l'utérus. — Cystocèle et rectocèle vaginale. — Evidement conoïde du col rendant possible l'emploi d'un pessaire.

La malade, opérée par M. Pozzi, avait 46 ans, elle était femme de ménage, mais s'était livrée autrefois aux travaux pénibles de la culture, puis avait été laitière et, enfin, avait frotté les appartements ; elle occupait le lit n° 9 de la salle du Rosaire, à la Pitié. Elle avait eu deux grossesses, toutes les deux pénibles, surtout la dernière, qui a eu lieu à 43 ans, et pendant le cours de laquelle elle a vu le col de la matrice apparaître à la vulve quand elle se livrait à ses travaux fatigants. Depuis l'accouchement, la tumeur formée par la matrice sortant hors de la vulve a commencé à s'accroître, et, à notre examen, l'utérus allongé avait 12 centimètres de profondeur.

L'opération de Huguier a été pratiquée par M. Pozzi comme dans les deux cas précédents. La portion enlevée mesurait près de 6 centimètres et pesait 13 grammes.

Les suites de l'opération furent des plus simples : il n'y eut que très peu de fièvre ; le pouls oscilla entre 80 et 100 pulsations, la température entre 38° et 39°,4. Au bout de onze jours, l'opérée mangeait deux portions ; au bout de vingt-cinq jours, elle se levait et était en pleine convalescence. Elle fut suivie comme les autres, et la cicatrisation fut trouvée complète après quelques semaines.

Observation VII (personnelle).

Allongement hypertrophique du col utérin avec grand prolapsus de la vessie et du vagin (troisième type clinique ou cas mixte) (1).

Mme X..., 61 ans, a eu un enfant et une fausse couche. De taille petite, un peu replète ; sa paroi abdominale est surchargée de graisse ; elle marche beaucoup, monte et descend les escaliers toute la journée.

Il y a huit ans seulement, elle s'est aperçue de la présence du col utérin au niveau de l'orifice vulvaire. Depuis deux ou trois

(1) Relativement à ces cas mixtes, voir p. 18.

ans déjà, elle était moins ingambe et ressentait de la pesanteur au périnée.

Six ans au moins après le début de ces premiers symptômes, l'utérus finit par faire une saillie de quelques centimètres entre les grandes lèvres. Pendant un an et demi la tumeur apparaissait seulement pendant la marche, mais quand la malade était couchée elle pouvait être réduite et rester en place. Depuis sept mois, la procidence est devenue constante et irréductible. La malade a, en outre, la sensation de gêne et d'obstruction dans le canal de l'urèthre; aussi met-elle longtemps à l'accomplissement de la miction.

La malade éprouve une grande fatigue générale et se trouve dans l'impossibilité de rester debout.

Appelé par M. Gallard à visiter cette malade au mois de juillet dernier 1884, M. Pozzi constate la présence d'une tumeur ayant le volume du poing et pendante entre les jambes, qu'il reconnaît être l'utérus. La muqueuse vaginale n'est pas ulcérée, mais l'orifice utérin est très rouge et d'aspect enflammé. Il y a constamment un écoulement de sérosité rosée qui irrite les parties voisines; érythème de la face interne des cuisses. Elle a eu souvent des *boutons*, des *clous*, dit la malade.

Le cathétérisme utérin donne 13 centimètres. Au toucher, on a la sensation d'un cylindre allongé formant l'axe de la masse procidente.

Première opération le 13 octobre, dans l'établissement des Sœurs de la rue Oudinot, en présence des Drs Gallard et Lelièvre.

Évidement conoïde du col, dont 4 centimètres 1/2 sont enlevés. Le cylindre est assez mince (du volume de l'index) et très dense.

Suites bénignes; pas de fièvre.

Deuxième opération le 11 novembre (mêmes assistants). Colpopérinéorrhaphie. Neuf points de suture profonds.

Un peu de réaction fébrile, agitation. Les fils sont enlevés en deux fois au bout de six à sept jours. Réunion primitive du périnée : quelques points de suture vaginaux ont manqué et suppurent légèrement.

La malade commence à se mettre sur une chaise longue le 23 novembre et commence à faire quelques pas. Elle sort de la maison de santé le 28, retourne dans son pays, où elle reste encore couchée la plus grande partie de la journée, pendant quinze jours, puis recommence son train de vie ordinaire sans être incommodée.

Depuis l'opération, la chute de l'utérus ne s'est pas renouvelée. M. Pozzi a reçu de ses nouvelles au mois de février 1885. Elle a repris toute son activité et n'a pas vu reparaître son infirmité.

Observation VIII (personnelle).

Allongement hypertrophique et élongation de la portion sus-vaginale du col de l'utérus. Cystocèle vaginale, énorme rectocèle (type mixte ?). Evidement conoïde.

La nommée Vaissière (Désirée), âgée de 38 ans, infirmière du service de M. le Dr Gallard, à l'Hôtel-Dieu, entre le 11 mai 1885 dans son service où on la couche au n° 40 de la salle Ste-Marie. Cette femme fut réglée à 11 ans et la menstruation a été toujours régulière. Etant jeune, la malade ne se rappelle pas avoir été malade. Il y a sept ans elle a eu une pleurésie droite qui a été longue à guérir.

Elle a eu trois grossesses. La première à 23 ans, la seconde à 28 ans, et la troisième à 31 ans. Toutes les trois se terminèrent par un accouchement long et pénible.

Trois mois après la dernière couche, la malade, qui souffrait du ventre depuis son accouchement commence à voir pendre à la vulve son utérus. Pendant deux ans, à l'approche et pendant les règles qui étaient restées bien régulières, l'utérus faisait hernie à travers l'orifice vulvaire et rentrait dans le vagin pendant la période inter-menstruelle. Depuis cinq ans les douleurs sont devenues plus intenses, les jambes se sont œdématiées, la malade s'est mise à tousser beaucoup; la marche est devenue très pénible.

Etat actuel. — Si on examine le ventre, qui n'est pas gros, on le trouve aplati et la peau ridée. Les parois abdominales sont souples. La malade ne porte pas de hernie.

La vulve se présente sous l'aspect suivant : les petites et les grandes lèvres sont écartées par une tumeur du volume d'une grosse orange, de forme globuleuse, au-dessus du centre de laquelle on voit l'orifice utérin. Le museau de tanche n'existe plus; les lèvres du col font corps avec la tumeur. Cette tumeur est recouverte par la muqueuse vaginale cutanisée, mais non ulcérée ; elle se compose de deux saillies : d'une petite en haut et en avant, constituée par le bas-fond vésical, et d'une grosse en bas et en avant formée par la paroi antérieure du rectum.

C'est donc la rectocèle vaginale qui prédomine ici ; elle est en effet très volumineuse.

La miction est très fréquente, mais non douloureuse, la constipation opiniâtre. La cavité utérine mesure 9 centimètres et demi.

Opération. — Le 30 mai, M. le Dr Paul Segond procède à l'évidement conoïde du col. La malade ne put être chloroformisée.

Le morceau du col enlevé mesure 4 centimètres. Pansement à l'iodoforme, tampons de ouate phéniquée renouvelés au bout de 36 heures et laissés en place pour la seconde fois pendant 24 heures.

Les pinces hémostatiques sont laissées à demeure. Une d'elles est tombée le 1er juin.

9 juin. Les suites de l'opération sont excellentes; il ne se produit aucune perte de sang. La malade n'a pas de fièvre.

TROISIÈME PARTIE

TRAITEMENT.

De l'étude clinique que nous venons de faire sur les allongements de la portion sus-vaginale du col utérin il ressort que, si l'affection n'est point une menace directe contre l'existence, elle constitue tout au moins, principalement pour les femmes jeunes encore et astreintes à une vie active, une infirmité des plus gênantes.

Il est évident que sur une pareille maladie un traitement général est impuissant à amener la guérison. Toutefois la médication interne dès le début de l'hypertrophie peut être tentée. On pourrait alors prescrire l'iodure de potassium, le seigle ergoté ou des injections hypodermiques de solution aqueuse d'ergotine. Si la maladie est peu avancée, il faut surtout en rechercher avec soin la cause probable et s'efforcer d'y porter remède. On recommandera à la malade la position assise ou horizontale. Puis on doit essayer de rendre aux tissus qui entourent l'utérus et qui le soutiennent, leur fermeté et leur tonicité première, à l'aide de lotions et d'injections astringentes, de bains salés, ferrugineux ou sulfureux, des douches ascendantes locales, des bains froids à eau courante, etc. Les applications de tannin selon le procédé du

Dr Hachenberg, de Rochester (1), et les badigeonnages de teinture d'iode peuvent être employés localement sur le col et les culs-de-sac vaginaux. Si la malade exerce une profession pénible qui exige des efforts incessants et la station verticale prolongée, on lui conseillera d'en changer et de ne pas se livrer à des occupations fatigantes. Il va de soi que, si la maladie s'accompagne des symptômes congestifs du côté du col de l'utérus ou même d'une métrite, l'indication principale sera alors de combattre et d'éloigner cette complication au moyen du repos absolu et d'antiphlogistiques appropriés. La constipation dans tous les cas sera énergiquement combattue.

Mais il ne faut pas s'illusionner ; une fois que l'affection est confirmée, que l'hypertrophie est acquise, le traitement purement médical devient d'une efficacité plus que douteuse. Le traitement chirurgical doit être mis immédiatement en usage. Le traitement chirurgical comprend : le traitement palliatif et le traitement opératoire ou radicalement curatif.

§ Ier. — *Traitement palliatif.*

Le traitement palliatif réside dans le choix, l'application et le port presque constant d'un pessaire avec ou sans bandage. Le pessaire prend son point d'appui sur le vagin qui, en vertu de sa tonicité, l'embrasse avec exactitude et l'empêche de se déplacer. Mais chez les

(1) Voyez New-York Med. Journal ; Journ. de méd. et de chir. prat., 1873.

femmes atteintes, comme dans la deuxième forme de l'allongement, de prolapsus du vagin, qui le plus souvent ont le périnée affaibli et l'anneau vulvaire dilaté, les parois vaginales ne peuvent plus soutenir les pessaires, qui glissent et s'échappent au moindre effort. Il faut alors, si on veut éviter à tout prix une anaplastie périnéale préalable, donner un point d'appui externe aux pessaires.

Le nombre des pessaires est très considérable ; leur forme et leur composition extrêmement variées ; mais il n'y en a que quelques-uns qui puissent rendre des services dans le traitement des allongements sus-vaginaux. Pour la première forme de l'affection, il convient d'appliquer des pessaires plats, peu épais, ovalaires en gimbelette ou en huit de chiffre qui prennent leur point d'appui, ainsi que nous l'avons déjà dit, sur les parties latérales du vagin et du bassin, sans toutefois comprimer le rectum et la vessie. Pour le deuxième type, il y a avantage à employer des pessaires qui remplissent toute la cavité vaginale, dont ils écartent et maintiennent les parois, et annulent la traction que celles-ci exercent sur le col. Les pessaires en bondon et le releveur de Borgniet offrent ces conditions.

Si l'allongement n'est pas trop considérable et qu'il soit encore possible de réduire l'utérus sans le plier, si l'ouverture du vagin et le canal vaginal ne sont pas trop élargis, s'ils ont encore une certaine résistance et une certaine élasticité il faudra tenter de maintenir l'utérus réduit au moyen d'un pessaire. Dans les conditions contraires aux précédentes, les pessaires, quel que soit leur genre, refoulent le col de l'utérus et le forcent à se courber sur lui-même, et nous avons montré que l'on produit alors infailliblement une inversion ou une flexion de l'utérus, d'où une foule de malaises, d'incommodités, et quelquefois d'accidents et des douleurs tellement vives que les malades supplient le chirurgien de laisser la tumeur se reproduire.

Si la femme ne peut supporter aucune espèce de pessaire, que faire? On a proposé de soutenir les parties prolapsées au moyen d'une plaque ou d'une pelote maintenue par des courroies. C'est là un fort mauvais moyen, parce que, pour que la plaque agisse bien, il faut qu'elle soit serrée ; or, cette pression continue ne peut être longtemps supportée, surtout par les femmes qui exercent des métiers fatigants, et chez lesquelles le col utérin fait facilement hernie par l'un des côtés de l'appareil ; ce dérangement presque constant de l'instrument devient une cause d'irritation qui force les malades à y renoncer.

Sans doute, dit Hegar, quand l'allongement hypertrophique est peu prononcé, le pessaire peut suffire, mais on n'obtient jamais une guérison durable, le pessaire n'entrave pas les progrès de l'infirmité.

§ II. — *Traitement opératoire.*

Le traitement curatif de cette infirmité peut être entrepris à l'aide de diverses opérations.

M. le professeur Verneuil dans son remarquable article sur l'anaplastie (1), a posé le principe suivant : « une difformité étant donnée, reconnaître la série dont elle fait partie et lui opposer une anaplastie de nom contraire ».

Ainsi donc, selon l'éminent chirurgien de la Pitié, aux *hétérotaxis* (changement de rapports) par *prothèse*, c'est-à-dire par *exubérance* ou par *excès de substance*, on opposera une anaplastie (du grec ἀναπλάσσειν refaire, former de nouveau, rétablir dans sa première forme) par *exérèse* (ablation des parties superflues) et l'*anataxie* (remise en position) pourra devenir permanente.

Dans le cas donc d'hypertrophie sus-vaginale comme dans le premier type que nous avons décrit, il y a exubérance par excès de substance portant sur la longueur du col utérin, l'*exérèse* alors logiquement doit être portée sur une partie de cet organe hypertrophié et devenu trop long.

Il y a également exubérance dans les allongements par élongation du deuxième type, où nous avons vu qu'avec le prolapsus du vagin coexistent une cystocèle et une rectocèle. Mais ici l'excès de substance réside dans les parois vaginales seules, le col se trouve simplement allongé mécaniquement et non hypertrophié ; par conséquent l'excision portera alors uniquement sur les parties exubérantes : c'est-à-dire les parois vaginales, en respectant le col utérin.

Enfin, dans le type mixte dans lequel il y a simul-

(1) Dict. encyc. des sc. méd., art. Anaplastie, par M. Verneuil.

tanément hypertrophie sus-vaginale et un véritable prolapsus du vagin par excès de substance accompagné de cystocèle et de rectocèle, l'excision peut être portée à la fois sur le col et les parois vaginales. On comprend qu'en suivant ces principes on s'adresse à la cause même de la difformité.

Conformément à cet ordre d'idées, Huguier a créé une opération vraiment rationnelle quand il a proposé de faire l'amputation de la partie hypertrophiée ; à une difformité par *prothèse* il a opposé une anaplastie par exérèse.

Huguier eut donc le grand mérite d'instituer une opération qu'il a appelée *amputation conoïde du col*, dont on peut sans doute discuter les dangers et l'opportunité, mais qui n'est pas moins une cure radicale répondant à des indications formelles et précises. Il importe néanmoins de remarquer, ainsi que l'enseigne notre cher et savant maître M. Pozzi, que cette opération doit être réservée exclusivement aux cas qui répondent au premier type de l'allongement sus-vaginal, c'est-à-dire à ceux dans lesquels le col est réellement hypertrophié, épaissi et induré. Avec cette restriction, nous regardons l'évidement conoïde du col comme une opération définitive suffisant par elle-même à amener une guérison radicale.

La plupart des auteurs représentent l'évidement conoïde du col comme une opération grave et dangereuse et beaucoup de chirurgiens craignent de la pratiquer. Telle n'est point notre opinion. Nous avons parcouru un grand nombre d'observations ; la proportion des succès qu'elle a fournis y est considérable ; les cas de mort y sont extrêmement rares. Nous dirons même qu'elle paraît beaucoup plus justifiée que tant d'autres, qui, pour lutter contre une infirmité moins grave, entraînent autant de dangers et sont cependant aujourd'hui admises sans conteste.

Les contre-indications à l'opération de Huguier sont fournies par l'état inflammatoire des parties qu'il faudra combattre par les moyens appropriés. Lorsque la phlegmasie aura disparu, on recourra à *l'évidement conoïde du col* qui débarrasse définitivement les malades de l'infirmité qui les afflige.

Huguier a eu treize guérisons sur quatorze opérations ; c'est à peine si dans quelques cas il y a eu des accidents. L'opération a réussi six fois à Chassaignac sur six. Entre les mains de M. Pozzi, le seul chirurgien français, que nous sachions, qui ait pratiqué l'opération neuf fois, alors que son inventeur Huguier l'avait faite quatorze fois, l'évidement conoïde du col a toujours donné de très beaux succès.

Récemment encore M. Paul Segond l'a pratiquée avec un résultat immédiat satisfaisant, qui fait présager une guérison définitive, avec ou sans l'aide de la colpopérinéorrhaphie.

M. Gallard cite également un certain nombre de faits où MM. Labbé, A. Guérin et Polaillon l'ont faite avec avantage.

Nous pouvons donc conclure en disant que les résultats de cette opération, d'invention toute française, sont des plus heureux, et que la guérison définitive est la règle. Nos observations personnelles, jointes à celles déjà publiées par M. Gallard et d'autres, en sont une nouvelle preuve.

Nous ne croyons pas qu'il y ait un grand intérêt à nous arrêter sur la foule des petits soins accessoires dont Huguier entourait ses malades, entre autres sur la pratique aujourd'hui parfaitement inutile de cet éminent chirurgien, de faire des révulsions préventives à l'aide des badigeonnages avec l'huile de croton tiglium sur les cuisses et dans la région lombaire en vue de détourner l'inflammation qui pourrait résulter de l'opération. Nous dirons seulement qu'actuellement, à tous ces procédés dérivatifs, on a avantageusement substitué les précautions antiseptiques. Mais nous allons rapidement décrire le manuel opératoire de l'intervention chirurgicale tel que l'a imaginé Huguier et tel que nous l'avons vu mettre en pratique plusieurs fois par M. Pozzi avec quelques modifications, sans entrer dans les détails d'un grand nombre d'autres procédés suivant lesquels l'opération de Huguier a été faite et se fait encore ; leur description et la discussion de leurs avantages dépasseraient les limites que nous nous sommes imposées en entreprenant cette étude.

Manuel opératoire. — L'évidement conoïde du col doit être fait en se servant du bistouri et des pinces à forcipressure que l'opérateur maniera avec beaucoup plus de sûreté que tout autre appareil, puisqu'il s'agit non d'une amputation, mais d'une dissection minutieuse que l'on ne saurait pratiquer avec l'écraseur linéaire ou l'anse galvanique. En effet, le voisinage dangereux du cul-de-sac péritonéal recto-utérin et de la face inférieure de la vessie exige évidemment l'emploi d'un instrument qui puisse être dirigé avec prudence, et dont on pourra régler aisément la marche dans une région périlleuse.

On aura à sa disposition les instruments suivants : des pinces de Museux, des écarteurs, des bistouris droits et courbés, ainsi que des ciseaux, des pinces à forcipressure, des pinces dites tire-balles, une sonde d'homme et une sonde droite en argent de Sims, des éponges montées et non montées, des fils d'argent et du catgut. Un grand irrigateur pour faire des injections et des lavages antiseptiques avant comme après l'opération.

La malade étant placée dans la *position obstétricale*, on procède à la chloroformisation. Quand la malade est bien endormie, deux aides écartent les grandes lèvres ; le chirurgien, à l'aide d'une pince de Museux ou d'une pince tire-balle, que M. Pozzi préfère, implantée d'avant en arrière, saisit l'extrémité inférieure du col ou la lèvre postérieure près de son ouverture, puis il attire modérément le col en avant et en haut comme pour l'amener vers lui. La pince étant confiée à un aide, on indique généralement la manœuvre suivante : l'opérateur introduit l'index gauche dans le rectum et le recourbe en avant de manière à indiquer et atteindre la limite inférieure du rectum dans la tumeur et à reconnaître, à travers la paroi antérieure de cet intestin, la situation et la profondeur du cul-de-sac péritonéal, afin d'éviter de blesser tant le rectum que le péritoine. M. Pozzi croit l'introduction du doigt dans le rectum plus incommode qu'utile;

il se contente de disséquer très exactement le col, en maintenant le tranchant du bistouri tourné vers la partie à enlever et n'a ainsi jamais eu un accident opératoire. Il fait alors sur la partie postérieure du col, au point de l'insertion du vagin et au-dessous du doigt pris pour guide, une incision semi-circulaire à concavité antéro-supérieure ; puis, tandis que l'aide porte en haut et en avant toute la tumeur, le chirurgien continue l'incision des tissus obliquement en haut et en avant, de façon à se rapprocher de plus en plus de l'axe de la tumeur et à éviter le péritoine, sans toutefois entrer encore dans le tissu utérin lui-même.

Cette première dissection faite, il introduit une sonde d'homme en argent dans la vessie et il tourne le bec vers la partie inférieure du diverticulum vésical, qu'un aide est chargé de faire constamment saillir. Le chirurgien fait alors immédiatement en arrière et au-dessous de la saillie formée par le bec de la sonde, une autre incision semi-lunaire à convexité supérieure et dont les extrémités rejoignent celles de l'incision postérieure. Cela fait, il sépare lentement et à petits coups la partie antérieure du col, de la vessie et du cul-de-sac du péritoine dans une étendue, variable selon les cas, de deux à trois centimètres. Il revient ensuite à l'incision postérieure. et pénètre peu à peu et obliquement dans le tissu utérin de façon à évider en quelque sorte l'utérus jusqu'à ce qu'il ait atteint approximativement la partie moyenne du col ; reprenant enfin l'incision supérieure, il coupe circulairement le tissu utérin et achève la section par un coup de bistouri dirigé verticalement pour rejoindre l'incision postérieure. Le segment ainsi enlevé doit avoir la forme d'un cône dont la base corresponde au museau de tanche, d'où le nom d'amputation conoïde du col.

Pendant l'opération on fait l'hémostase en appliquant des pinces à forcipressure et au besoin en liant après chaque vaisseau. Cependant parfois, dans les pointsoù le tissu est dense commedansles parties où la section porte dans l'épaisseur du tissu, pour arrêter le sang quelquefois abondant, on pourra encore employer des épingles recourbées en forme de ténaculum, comme le faisait Huguier pour obtenir l'hémostase, au-dessous desquelles on enroule un fil de soie, et on attache un autre fil à leur tête pour les retirer plus tard.

L'opération faite (1), quand on est bien assuré qu'il ne s'écoule plus de sang, on abandonne le moignon, qui remonte aussitôt dans la cavité vaginale, puis on panse la plaie avec quatre ou cinq bourdonnets de coton saupoudrés d'iodoforme, et on place par dessous, dans le vagin, une ou deux éponges fines phéniquées, et le tout est soutenu à l'aide d'un bandage en T. On introduit et on laisse à demeure dans la vessie une sonde droite de Sims pendant douze ou vingt-quatre heures pour assurer l'écoulement de l'urine. Les jours suivants, on sonde la malade si le besoin s'en fait sentir. Les tampons iodoformés doivent être retirés au bout de douze heures au plus, quitte à en renouveler l'emploi si un suintement sanguin les rendent nécessaires.

(1) MM. Hegar et Kaltenbach préconisent la suture de la muqueuse vaginale avec la muqueuse du col utérin. Nous considérons cette opération comme offrant des difficultés insurmontables, étant données la situation des parties à affronter, et la profondeur du champ opératoire.

Quelques sérieuses complications peuvent surgir pendant l'opération. Ces accidents, que les auteurs redoutent peut-être outre mesure, sont : l'ouverture de la vessie d'une part, du péritoine de l'autre. Dans ce cas, il faudra égaliser immédiatement les lèvres des déchirures ou les incisions et les suturer avec des fils d'argent ou le catgut, sans interrompre la marche de l'opération. Si la vessie se trouvait intéressée, il va sans dire qu'on aurait soin de ne pas comprendre la muqueuse vésicale dans les points de suture, et qu'on laisserait une sonde à demeure pour empêcher le séjour de l'urine.

Mais dans un seul cas publié par M. Gallard, le chirurgien a ouvert le péritoine, et, malgré cela, il n'y a pas eu la moindre inflammation, ce qui porterait à croire que la lésion du péritoine au niveau du cul-de-sac recto-utérin n'est pas aussi fâcheuse qu'ailleurs.

Les suites de l'opération, généralement, sont excellentes. Toutefois, s'il survient une hémorrhagie tardive, on doit lier les points qui donnent du sang ou bien on applique sur la plaie un tampon imbibé de perchlorure de fer. La température oscille ordinairement entre 37°5, et 38°,5 pendant la première semaine qui suit l'opération, et le nombre de pulsations varie alors de 80 à 90. La cicatrisation s'effectue habituellement au bout de trois ou quatre semaines.

Un accident ultérieur a été signalé par MM. Gallard (1), Courty (2) et Bernutz (3) : c'est le rétrécissement du ca-

(1) T. Gallard, loc. cit.

(2) Courty, Traité pratique des maladies de l'utérus, 3e édition, 1881.

(3) Voyez Journ. de méd. et de chir. prat., 1870.

nal cervical du col utérin pendant le travail de cicatrisation. Cet accident est rare, puisque ces auteurs ne l'ont observé que chacun une seule fois, et Huguier ne l'a jamais vu survenir à la suite de quatorze opérations qu'il a pratiquées.

Cependant, il faut y prendre garde, car à l'autopsie de la malade qui fait le sujet d'une observation très importante publiée par M. Olivier dans les *Annales de Gynécologie* et rapportée plus haut dans ce travail, on avait constaté un rétrécissement de ce genre, et il était probable qn'il aurait abouti à une atrésie complète. Après la ménopause, l'oblitération du col utérin, sauf le cas d'une affection intra-utérine, n'amènera vraisemblablement, la plupart du temps, aucun accident; mais chez une femme jeune, encore réglée, il convient d'exercer une surveillance sévère sur la menstruation, de lutter, le cas échéant, contre la sténose éventuelle de la cavité cervico-utérine, et de prévenir ainsi les accidents regrettables que pourrait produire la rétention certaine des sécrétions utérines et du flux cataménial. Pour atteindre ce but, il suffit généralement de pratiquer de temps en temps le cathétérisme utérin. Si besoin était, on aurait recours à l'un des agents de la dilatation graduelle et progressive du canal cervical. C'est aux tiges de laminaire que nous donnons de beaucoup la préférence sur les éponges préparées, dont l'asepsie n'est jamais parfaite. Olshausen perdit deux de ses opérées après leur avoir appliqué, dans le col incisé, de l'éponge préparée ; elles moururent de septicémie.

L'opération que nous venons de décrire doit être réservée, ainsi que nous l'avons dit, pour les cas qui correspondent à la première forme de l'allongement sus-vaginal.

Le second type clinique de l'élongation sus-vaginale se produit, comme on l'a vu plus haut, par suite du prolapsus du vagin et de la hernie vésicale. Dans ces conditions, d'après les principes que nous avons posés, en agissant sur le conduit vulvo-vaginal, il nous sera possible d'intervenir chirurgicalement d'une façon utile.

Les opérations que nous allons préconiser pour le traitement chirurgical de l'allongement par élongation auront donc toutes pour but soit de rétrécir ou de raccourcir le vagin, soit de fortifier le périnée et la cloison recto-vaginale et de rétrécir la vulve ou l'anneau vulvaire, et, comme résultat, de créer un nouvel appareil de contention aux viscères pelviens prolabés.

Les différentes méthodes employées par les chirurgiens peuvent se classer sous quatre chefs principaux :

1° Tantôt on a employé les caustiques pour supprimer une portion de la paroi vaginale et rétrécir le conduit : méthode de la cautérisation ;

2° Tantôt on s'est servi des pinces et de la ligature pour mortifier les tissus : méthode de la ligature ;

3° Tantôt on a eu recours à l'écraseur linéaire de Chassaignac pour obtenir la section des tissus par écrasement : méthode de l'écrasement ;

4° Tantôt, enfin, on fait des pertes de substance, de formes variées, à l'aide de l'instrument tranchant : c'est la méthode de l'excision.

Nous n'entrerons point dans la description et la discussion des avantages des différents procédés opératoires appartenant aux trois premières méthodes de l'excision *non sanglante*. Leur exposé nous mènerait trop loin et nous préférons rester dans le cadre de cette étude d'autant plus volontiers qu'actuellement les suffrages de la majorité des chirurgiens, grâce à l'antisepsie, sont acquis à l'*excision sanglante*.

Les opérations qu'on pratique à l'aide de l'instrument tranchant sont les suivantes :

La colpopérinéorrhaphie (renforcement de la cloison recto-vaginale). L'élytrorrhaphie (du grec ἔλυτρον, vagin et ῥαφή, suture), et enfin l'épisiorrhaphie (du grec ἐπίσειον, pudendum et ῥαφή, suture).

Mais c'est la colpopérinéorrhaphie, pensons-nous, qui convient dans la majorité des cas de l'allongement par élongation. Aussi nous allons en exposer le manuel opératoire dans tous ses détails.

Colpopérinéorrhaphie (procédé de Hegar). — Avant de faire l'opération on doit se rendre un compte exact de la disposition anatomique, et cela, en se servant seulement du doigt. On notera souvent que les parties latérales du vagin et de la vulve sont plus ou moins asymétriques, qu'il existe ou non de vieilles déchirures et d'anciennes cicatrices ; la colonne vaginale peut notamment présenter une forme et une direction variées. Si on introduit une pince dans le vagin, vers l'angle supérieur de la plaie qu'on va faire, et si on attire ce point en avant et en haut, on forme deux plis qui s'en vont gagner les parties latérales de l'orifice vaginal, et qui limitent ainsi un espace triangulaire. Pour déterminer le point au niveau duquel l'incision sera la plus régulière, en admettant qu'il soit impossible d'obtenir une symétrie parfaite, on variera la position de la pince, la portant tantôt plus à droite, tantôt plus à gauche, l'éloignant ou la rapprochant de la vulve. Par cette manœuvre préliminaire, on peut encore apprécier l'extensibilité des tissus, et il est possible de se fixer sur la longueur et la largeur qu'il conviendra de donner à la surface d'avivement.

On se laissera guider par le degré du prolapsus. Plus la masse prolabée sera considérable, plus seront grandes les dimensions de la surface triangulaire. Dans les cas ordinaires, il suffit d'aviver un triangle présentant de 6 à 7 centimètres de large au niveau de sa base, et une hauteur de 7 centimètres (fig. 9). Quand le prolapsus sera très volumineux, la base pourra mesurer 8 centimètres, et la hauteur pourra s'élever jusqu'à 9 centimètres. Mais il est encore d'autres conditions dont il faut savoir tenir compte. Chez les femmes qui se livrent à des travaux pénibles, l'étendue de la surface avivée sera plus considérable. Si, malgré une élytrorrhaphie antérieure, la paroi vaginale antérieure est restée flasque, s'il subsiste une cystocèle importante, l'avivement devra présenter de plus grandes dimensions et s'étendre beaucoup plus vers les organes génitaux externes. Si la paroi postérieure du vagin est lâche, saillante, on pourra comprendre dans l'avivement une portion plus ou moins grande de cette saillie.

La veille de l'opération, la malade prendra un purgatif et on fera des lavages antiseptiques sur les tissus, au niveau desquels portera l'incision.

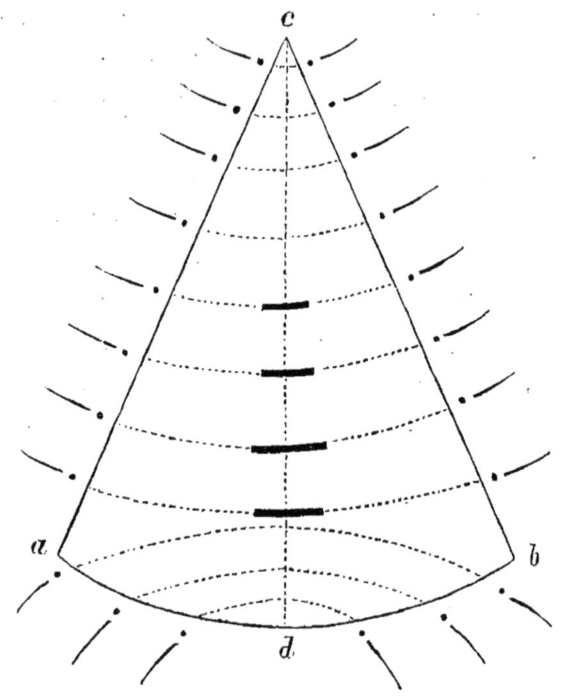

Fig. 9.

Pendant l'opération elle-même, il suffit de faire de temps en temps des irrigations avec un liquide désinfectant. Avant et pendant l'opération, on devra laver assez souvent le rectum avec de l'eau chlorée ou salicylée. La malade sera étendue dans le décubitus ordinaire de la taille.

Il faut quatre ou cinq assistants : deux maintiendront les cuisses et tiendront les pinces à l'aide desquelles on met à nu le champ opératoire ; un troisième aide s'occupera en tout cas de ce soin ; un quatrième s'occupera des instruments ; un cinquième sera chargé de l'anesthésie, à laquelle il convient de recourir, car, pour peu que dans le cours de l'opération on atteigne le segment inférieur du canal génital, la douleur est *excessive*.

Instruments. — Quatre ou cinq pinces à anneaux, un écarteur vaginal pour soulever la paroi antérieure du vagin, ce qui, du reste, est superflu quand on a appliqué la pince à anneau ; des érignes, plusieurs petits bistouris convexes ; des ciseaux courbés sur leurs faces, afin d'égaliser la plaie ; une paire de longues pinces à griffes ; de nombreuses aiguilles plus ou moins grosses, plus ou moins recourbées : des fils d'argent et de la soie fine ; des ciseaux droits pour couper les fils à suture ; des éponges, des porte-éponges ; un irrigateur.

Maintenant, il faut tout d'abord bien découvrir et bien mettre à nu le champ de l'opération. On le fera en se servant de trois ou de cinq pinces à érignes (v. fig. 10). On reconnaît le point au niveau duquel sera situé l'angle supérieur de la plaie, on le saisira, on le tirera en avant et en haut, si bien que la paroi postérieure du vagin apparaîtra directement dans l'orifice vaginal. Deux autres doigts, placés à 3 ou 4 centimètres du raphé périnéal, seront glissés dans la portion la plus inférieure des grandes lèvres. On peut alors tracer le contour de la surface qu'on avivera ; la base du triangle sera courbe et parallèle à la fourchette ; quand cela sera nécessaire, on pourra encore appliquer deux autres pinces à griffes au milieu du triangle.

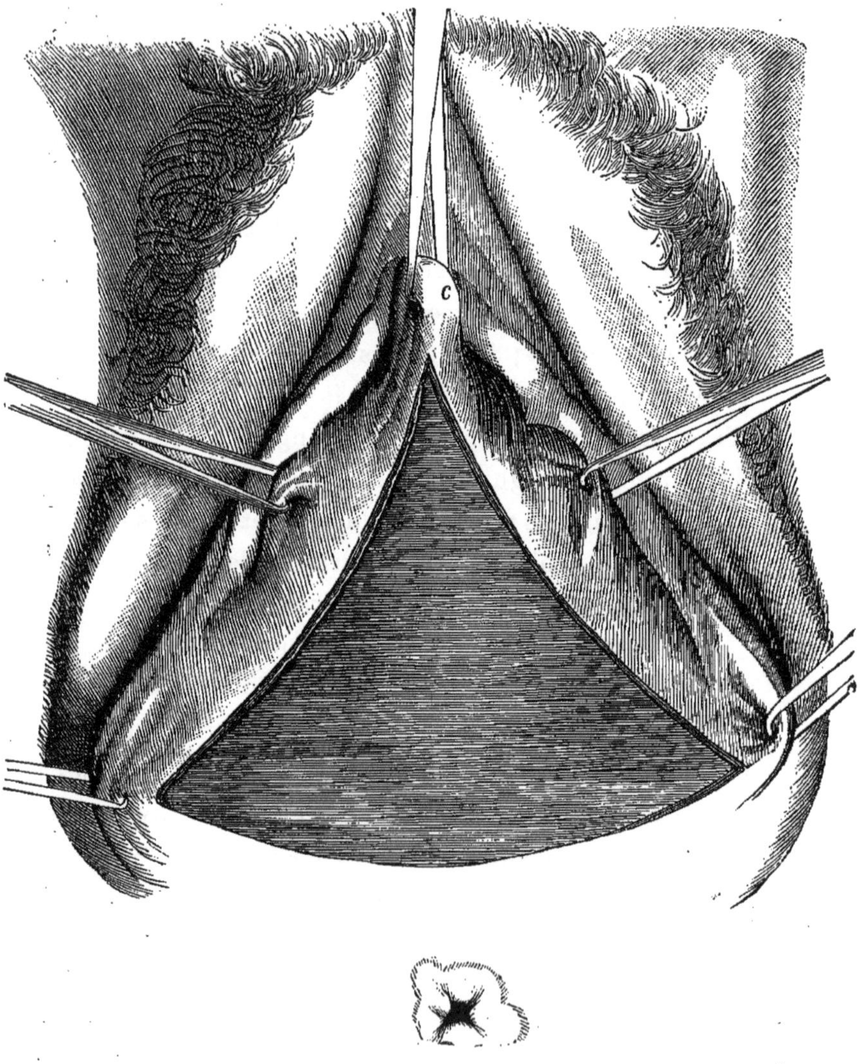

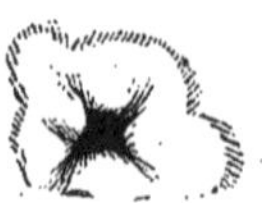

Fig. 10.

On va disséquer le lambeau; pour cela on saisit la pointe de ce lambeau avec une pince à érignes et on l'isole. Quand la partie supérieure est libre, on se trouve bien de tracer un petit sillon sous le bord du lambeau, jusqu'à ce qu'on atteigne un des angles qu'on puisse saisir avec le doigt. On attire cette extrémité en bas et on peut isoler complètement le lambeau en exerçant sur lui des tractions en s'aidant du bistouri, dont on aura soin de maintenir toujours la pointe dirigée vers le lambeau. Je ne crois pas qu'il soit bon de suivre le conseil de Bischoff et de séparer complètement par traction le lambeau. Par places, en effet, les tissus sont plus adhérents et on les déchire trop profondément; le lambeau a dès lors une épaisseur irrégulière.

Si la cloison est fort mince, et si on craint de pénétrer dans le rectum, on introduira un doigt dans ce dernier, de façon à faire saillir dans le vagin la cloison recto-vaginale et on se servira du pouce pour fixer le lambeau à sa partie inférieure.

Si l'hémorrhagie est intense et si le sang empêche de voir, on fera une irrigation sous une faible pression; quand des vaisseaux volumineux donneront du sang, on les saisira dans les pinces. Plus on va vite, plus l'hémorrhagie est minime, car celle-ci cesse souvent d'elle-même dès que le lambeau est totalement enlevé.

L'épaisseur du lambeau variera suivant l'état des tissus. En général, on se contente d'une épaisseur de quelques millimètres. Mais lorsque la paroi est hyperplasiée, calleuse, formée de tissus peu vasculaires, cicatriciels, on doit aller plus profondément.

Dès que l'avivement est complet, l'opérateur doit, avec ses ciseaux, égaliser la plaie, et, à cet effet, il fera saillir la surface sanglante avec un doigt introduit dans le rectum. L'aspect de la plaie variera en effet suivant le degré de tension auquel on aura soumi les tissus, et on ne peut songer à obtenir une surface absolument lisse ; du reste cela n'est pas nécessaire, il suffit de faire disparaître les points trop saillants, les inégalités trop considérables. La plaie sera ensuite soigneusement lavée; tous les vaisseaux un peu volumineux qui donneront du sang seront liés avec de la soie très fine ou du catgut; on sectionnera les vaisseaux veineux qui se rendent dans le lambeau, et ces vaisseaux s'affaiseront d'eux-mêmes ; s'ils contiennent déjà quelques thrombus, on devra exprimer le caillot qu'ils contiennent.

Le dernier temps de l'opération consiste à appliquer des sutures. Il semble bon d'appliquer ici un nombre suffisant de sutures profondes embrassant tout le fond de la plaie si bien qu'il ne puisse s'accumuler ni sang ni liquides sécrétés par la plaie. Chacun de ces fils profonds sera séparé de ses voisins par une distance de 1 centimètre à 1 centimètre 1/2; entre deux fils profonds, on place un fil superficiel pour assurer la coaptation plus parfaite des lèvres de la plaie et pour s'opposer à la pénétration des sécrétions vaginales. Il est enfin des cas où il est utile d'appliquer une suture bien profonde. Si les lèvres de la plaie présentent une grande tendance à se recroqueviller en dedans, on commencera par nouer les fils superficiels qui sont appliqués au-dessus et au-dessous de chaque fil profond et alors seulement on nouera ce dernier.

La réunion sera faite tout d'abord au niveau de la pointe du triangle ; dès que deux ou trois fils à satures auront été introduits, on les nouera ; on peut, en agissant ainsi, voir si les lèvres de la plaie correspondent bien, et on pourrait, s'il n'en était pas ainsi, tout corriger en modifiant légèrement la disposition des sutures ou la forme de l'avivement. On peut également réséquer, chemin faisant, avec les ciseaux, les tissus qui font saillie, les inégalités de la plaie.

Quand on emploie les fils métalliques, on peut donner pour règle, de serrer autant que possible ; voilà pourquoi nous les préférons. En outre ils présentent l'avantage de rester longtemps en place sans s'imbiber.

Une fois la suture terminée, on irriguera soigneusement le vagin.

Le traitement consécutif est fort simple. Quand les malades le peuvent, elles doivent uriner seules. Dans les premiers temps, on ne fera point de lavages vaginaux ; on ne les prescrira que dans les cas où il existerait une sécrétion profuse de la paroi vaginale ou de la plaie, ou bien quand il y aura de la fièvre. Au cinquième ou sixième jour, on enlèvera les fils périnéaux. Nous laissons généralement les malades se lever dès le dixième ou douzième jour, et dès le quatorzième ou seizième jour nous les abandonnons sous les réserves ordinaires (défense d'exécuter des travaux pénibles, de pratiquer le coït, prescription de maintenir le ventre libre et de s'opposer à la rétention d'urine). Nous leur recommandons de revenir au bout de quatre à six semaines et, à ce moment, nous enlevons les fils vaginaux.

Elytrorrhaphie ou *Colporrhaphie.* — Lorsque l'avivement porte uniquement sur la paroi antérieure ou sur la paroi postérieure, l'élytrorrhaphie est dite antérieure ou postérieure; lorsque l'on a pour but d'agir sur les deux parois à la fois, elle est dite verticale ou transversale.

Elytrorrhaphie antérieure. — On prépare la malade quelques jours à l'avance par des purgatifs. Position à donner à la malade comme pour l'examen au spéculum. Chloroforme, lavages du vagin à l'eau phéniquée à 3 0/0. On met à découvert la paroi antérieure en abaissant l'utérus avec la pince de Museux. On a alors devant soi la paroi vaginale antérieure renversée et tendue sur le corps utérin. On déprime la paroi postérieure avec le spéculum en gouttière de Simon; on attire un peu en bas l'utérus, et on a alors la paroi antérieure, qui se présente verticalement à l'opérateur. Certains points seront amenés plus particulièrement en avant pendant l'avivement, à l'aide d'un cathéter introduit dans la vessie.

La surface avivée a en général la forme d'un ovale à extrémités émoussées. Elle commence en haut à la lèvre antérieure de l'utérus; en bas on s'arrête au bulbe de l'urèthre. La largeur est de 4 à 5 centimètres. On simplifie beaucoup l'opération en détachant des lambeaux de muqueuse les plus grands possibles, sans se préoccuper en ce moment d'enlever parfaitement les moindres parcelles de muqueuse. Au moment de suturer, les surfaces cruentées se laisseront beaucoup mieux tendre, et les retouches seront facilement et rapidement exécutées.

Dès que l'extrémité supérieure de la plaie au niveau de la lèvre antérieure du col a été arrondie et nettement disséquée, on commence la suture composée des points superficiels et profonds et s'étendant depuis le col jusqu'au bulbe uréthral.

Quant à l'*épisiorrhaphie*, nous n'en dirons que deux mots. Cette opération, telle que la pratiquait Fricke, consistait à aviver la face interne des grandes lèvres et à suturer les surfaces ainsi avivées. Malgaigne fit le premier l'avivement jusqu'à l'orifice vaginal. Son procédé fut adopté par différents chirurgiens, parmi lesquels nous citerons Credé et Baker-Brown. Pour la description détaillée du manuel opératoire de l'épisiorrhaphie, nous renvoyons donc au *Traité de Médecine opératoire* de MM. Malgaigne et Léon Lefort.

CONCLUSIONS.

1° Il importe de distinguer dans les faits compris depuis Huguier sous le nom commun d'*allongements hypertrophiques de la portion sus-vaginale du col utérin* deux classes tout à fait distinctes : A) Les cas d'allongement par hypertrophie ou primitifs. B) Les cas d'allongement par élongation, ou consécutifs au prolapsus de la vessie et du vagin.

(Il existe enfin des cas mixtes où l'hypertrophie cervicale et le prolapsus du vagin semblent avoir une égale importance.)

2° Ces deux classes sont différenciées par une étiologie distincte et des particularités symptomatiques spéciales à chacune d'elles. Le traitement doit être guidé par les considérations précédentes.

3° L'opération de Huguier suffit à guérir les cas d'allongement par hypertrophie. Elle est impuissante seule contre les cas d'allongement par élongation ; tout au plus est-elle utile alors en rendant tolérable l'emploi d'un pessaire.

4° Dans les cas d'allongement par élongation, l'opération doit avoir pour but de rétrécir le canal vaginal ou l'orifice vulvaire; celle qui convient à la majorité des cas est la colpopérinéorrhaphie.

5° Si, par défaut de plasticité ou toute autre cause, une opération autoplastique ne pouvait réussir, on devrait avoir recours aux pessaires ou aux pelotes périnéales.

L'opération de Huguier, en réduisant le volume de la tumeur et lui enlevant son axe rigide, peut alors être utile comme opération préliminaire à l'emploi du bandage.

6° Il existe des cas mixtes où l'allongement par hypertrophie se complique soit primitivement, soit surtout consécutivement d'un énorme prolapsus du vagin.

A ces cas mixtes, un traitement mixte est applicable : on fera l'opération de Huguier et une opération appropriée pour rétrécir les voies génitales.

Paris. — A. PARENT, imp. de la Fac. de médec., A. DAVY, successeur, 52, rue Madame et rue M.-le-Prince, 14.

www.ingramcontent.com/pod-product-compliance
Ingram Content Group UK Ltd.
Pitfield, Milton Keynes, MK11 3LW, UK
UKHW021550260726
13993UKWH00002B/755

9 782019 941611